Comment maigrir

ROGER DUBOIS

Comment maigrir

MOYENS EFFICACES
CONSEILS PRATIQUES
ET RÉGIMES POUR VAINCRE
L'EXCÈS D'EMBONPOINT

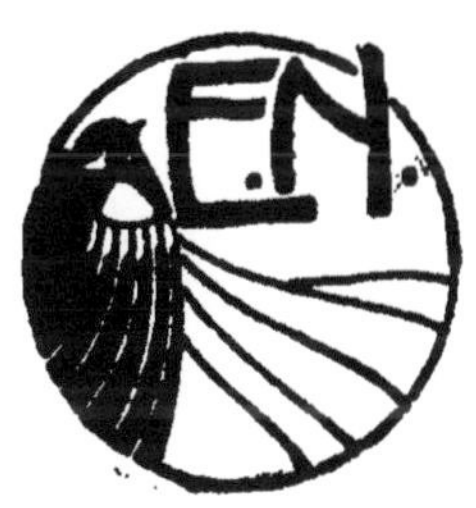

ÉDITIONS NILSSON
7, RUE DE LILLE, 7
PARIS

<u>L'homme peut vivre ce qu'il veut.</u>

<u>L'homme est ce qu'il mange.</u>

Beaucoup de personnes s'imaginent, lorsqu'elles engraissent, que leur état de santé est excellent.

Erreur complète.

Chaque fois que l'embonpoint augmente d'une façon exagérée, il y a des troubles plus ou moins sérieux au point de vue pathologique, c'est-à-dire maladif :

Troubles de l'appareil digestif. — Diges-

1

tions difficiles, maux d'estomac qui sont provoqués par une nutrition défectueuse;

Troubles de l'appareil respiratoire. — Mauvais fonctionnement des poumons ; essoufflements, difficulté à respirer;

Troubles dans la circulation. — Le cœur, étant entouré de graisse, est gêné dans son fonctionnement ;

Troubles nerveux. — Irritabilité, somnolence, maux de nerfs.

Tous ces troubles, qui ne sont que malaises chez les personnes un peu trop fortes, prennent de l'intensité chez les personnes dont le poids atteint 90 kilogs et plus.

Au point de vue esthétique, les personnes atteintes d'un embonpoint exagéré perdent leurs formes ; plus de jolis contours, on n'aperçoit que de la graisse. La femme, qui est plus sujette que l'homme à l'embonpoint, perd avec cette surcharge graisseuse toute sa beauté, toute sa grâce, tout son charme.

Au point de vue intellectuel. L'esprit chez les personnes atteintes d'embonpoint est moins alerte, la compréhension plus lente.

Voilà, en grandes lignes, les dangers auxquels toute personne obèse est prédisposée à être atteinte.

Comme l'embonpoint se développe peu à peu, il est donc facile de s'en défendre.

Il faut lutter énergiquement et intelligemment contre cet état, et cela en suivant le plus strictement possible les conseils qui sont énumérés dans ce livre.

Vous conserverez ainsi, mesdames, toute votre beauté et votre élégance qui sont l'apanage de la jeunesse. Et vous, messieurs, vous garderez toutes vos forces physiques et intellectuelles, qui sont l'apanage de la virilité.

Qu'est-ce que l'embonpoint ?

On entend par embonpoint l'état du corps des personnes qui sont grasses. Lorsque l'embonpoint devient excessif, il dégénère alors en obésité.

« L'embonpoint est une hypertrophie généralisée du tissu adipeux. »

« Normalement, chacun de nous est porteur d'une certaine quantité de tissu adipeux, précieuse réserve destinée à subvenir soit à une insuffisance de recette, soit à un surcroît de dépense de l'organisme le jour où celui-ci aura à subir les épreuves du jeûne, des fatigues prolongées ou des maladies graves, par exemple.

« Cette réserve, suivant les individus, varie dans des proportions assez notables, se trouvant à son minimum chez les sujets maigres ; à son maximum, chez les sujets dits d'un certain embonpoint[1]. »

L'embonpoint se développe peu à peu, c'est pour cette raison qu'il est facile de s'en défendre.

L'excès d'embonpoint est sûrement l'ennemi de la beauté. L'envahissement de la graisse apparaît de 30 à 40 ans, dans l'âge de retour, appelé par le docteur Monin « l'âge infernal » chez la femme.

Les formes du corps se perdent et deviennent disgracieuses.

La graisse se répartit d'une façon irrégulière. Le plus souvent elle s'accumule

1. *Contre l'Obésité* du docteur DHEUR.

d'abord au bas des joues (ce qui forme chez certaines personnes des triples mentons), aux cuisses, sur le ventre, sur la poitrine et sur le postérieur. A ces deux derniers endroits, c'est surtout chez les femmes que la graisse s'accumule.

« Il est bien reconnu qu'à trente ans, le corps a acquis son complet développement. La charpente osseuse a terminé son travail d'accroissement, les organes sont tout à fait formés, le sang possède toute sa vigueur, la créature est arrivée à l'état parfait, elle n'a donc plus de motifs pour grossir et prendre du poids. C'est pourtant à cet âge que se manifeste l'habitude d'embonpoint, premier pas vers l'obésité[1]. »

1. *De l'Embonpoint*, par le docteur BERTRAND.

Différents degrés d'embonpoint. — Où commence l'embonpoint ?

L'homme adulte doit peser autant de kilogrammes qu'il mesure de centimètres au-dessus du mètre. C'est-à-dire que si on mesure :

1 m. 58 on doit peser	58	kilogrammes.	
1 m. 60	—	60	—
1 m. 65	—	65	—
1 m. 68	—	68	—
1 m. 70	—	70	—

Si ces poids varient en augmentation, l'embonpoint commence.

Il est d'ailleurs facile de voir lorsqu'on commence à être atteint d'embonpoint. Les formes du corps s'empâtent, la peau se distend de toutes parts. Tout exercice corporel devient difficile vu l'essoufflement qu'il provoque. Les fonctions digestives s'accomplissent mal (sommeil après les repas, congestion de la face, fatigue). Au point de vue intellectuel, l'esprit est moins vif. La compréhension est plus lente. Dans ce dernier symptôme, la personne est déjà atteinte d'obésité. Il faut donc lutter énergiquement contre l'envahissement progressif de la graisse, car plus l'embonpoint augmente, plus il est difficile de l'enrayer.

« Chez la femme, l'obésité est principalement contemporaine de la puberté, de la grossesse, de la lactation et de la ménopause, *c'est-à-dire des trois actes de sa vie génitale.* Mais lorsque la fonction menstruelle s'établit facilement chez la jeune fille, lorsque la grossesse et l'allaitement n'ont pas troublé la femme, lorsque la ménopause arrive sans accident, l'obésité ne paraît pas[1]. »

1. *L'Obésité et son traitement,* par le docteur LEVEN.

Causes qui favorisent l'accumulation de la graisse.

1° Nourriture excessive ;

2° Abus de boissons (surtout l'eau) ;

3° Sommeil prolongé ;

4° Manque d'exercice ;

5° Position étendue ;

6° Manque d'air frais et sec (l'humidité favorise l'embonpoint) ;

7° Abus de bains chauds ;

8° Manque d'activité cérébrale ;

9° Vie sédentaire ; paresse physique et intellectuelle.

L'embonpoint est-il héréditaire ?

« La prédisposition est avant tout héréditaire, dit le docteur Mathieu, elle affecte les membres des familles dans lesquelles se rencontrent et se succèdent des goutteux, des diabétiques et des névropathes. »

Il y a des pays cependant où l'embonpoint est beaucoup plus fréquent : tel que l'Orient, l'Italie, l'Espagne, la Hollande et l'Allemagne. En Orient, la vie sédentaire dans les harems est la cause de cet envahissement graisseux, très goûté d'ailleurs par les Orientaux ; en Italie comme en Espagne, le climat seul en est cause. Vu la chaleur excessive qui règne dans ces contrées, les femmes sont paresseuses, elles mènent une vie sédentaire, mangent des fruits en quantité, absorbent beaucoup de liquides, ce qui contribue directement à la formation de la graisse.

En Hollande, l'humidité du climat favorise la graisse ; en plus de cela les Hollandais comme les Allemands sont de grands mangeurs et absorbent énormément de bière, liquide par excellence qui fait grossir très rapidement.

Dans les pays tempérés, il faut pour conserver sa sveltesse :

1° *Surveiller son régime alimentaire ;*

2° *Prendre un exercice suffisant ;*

3° Dormir peu.

Toute personne qui suivra strictement ces trois manières de faire arrivera à ne pas grossir, gardera la jeunesse et la santé.

Si le contraire se produit, la personne atteinte d'obésité sera en butte à toutes sortes de malaises, de troubles passagers, enfin de maladies graves.

Les *maladies occasionnées ou entretenues par l'obésité* sont trop nombreuses et trop sérieuses pour n'être pas énumérées.

Il faut tout d'abord nommer les maux d'estomac, la somnolence continuelle, les maux de tête, les transpirations abondantes à la tête, la difficulté à respirer, les maladies de cœur et d'intestins, les troubles chez la femme du côté des menstruations, se manifestant en écoulements peu abondants, et enfin les maladies de peau qui sont très fréquentes chez les personnes atteintes d'embonpoint excessif.

Il faut donc diminuer l'embonpoint, pour éviter tous ces maux, mais pour arriver à ce résultat il faut agir prudemment, intelligemment, et non à la légère.

Il faut le faire d'une façon sage et rationnelle suivant son tempérament, et cela pour ne pas nuire à la santé.

Pour arriver à ce but, nous allons donner tous les régimes des savants les plus réputés qui ont étudié d'une façon spéciale les différentes manières pour maigrir rapidement mais progressivement.

Pour arriver à maigrir, *il faut de la volonté et de la persévérance.*

Les principaux régimes pour maigrir.

Régimes alimentaires.

« Toute civilisation part de *l'estomac* », a dit Frédéric II.

« *Pour bien se porter, il faut toujours diminuer sur son appétit et faire quelque exercice* », a dit Hippocrate.

« *Qui ménage son estomac ménage sa santé.* »

Il faut peu manger pour bien se porter et pour ne pas grossir.

On peut, en règle générale, dire que l'on mange toujours trop. La vie sobre rend le corps plus léger, l'esprit plus dispos, et les fonctions s'accomplissent normalement et sans fatigue aucune.

Donc pour *arriver à maigrir, il faut diminuer l'alimentation.* On arrivera à ce résultat en suivant strictement un régime choisi.

« La graisse nous est fournie par les aliments seuls.

« Mais une grande difficulté, dit le docteur Javal [1], dans un traitement, c'est l'énergie qu'il demande non pas pour supporter les privations et la fatigue, mais pour résister avec opiniâtreté aux conseils des amis qui vous dissuadent de poursuivre plus longtemps une entreprise insensée et vous font pressentir les plus grands dangers.

1. *De l'Obésité*, par le docteur JAVAL.

Il faut être décidé à ne rien écouter au début du traitement et à le poursuivre sans défaillance jusqu'au bout. »

Avant un régime il faut se peser, puis se peser ensuite toutes les semaines.

Sept règles pour trouver la mesure convenable du boire et du manger [1].

La première est de ne prendre ordinairement qu'une telle quantité de nourriture qu'on puisse ensuite néanmoins s'appliquer à des fonctions purement spirituelles.

La seconde règle est de ne prendre qu'une telle quantité de nourriture, qu'ensuite on ne ressente nul engourdissement, nulle pesanteur, nulle lassitude corporelle.

1. *La Sobriété*, par Conaro.

La troisième règle est de ne point passer immédiatement d'une vie déréglée à une vie trop exacte, mais le faire sensiblement et ne diminuer que peu à peu du boire et du manger jusqu'à ce que l'on soit parvenu à une mesure incapable d'alourdir l'esprit et d'appesantir le corps.

La quatrième règle est fondée sur ce qu'on ne peut déterminer une même quantité de nourriture proportionnée à chaque tempérament à cause de la différence des forces et des aliments.

La cinquième règle regarde la qualité des aliments.

La sixième règle est de s'abstenir de viandes trop variées et assaisonnées d'une manière trop recherchée.

La septième règle est que, comme toute la difficulté de déterminer et de garder cette juste mesure vient de l'appétit sensuel, chacun doit être persuadé que l'envie de boire ou de manger n'est que trop capable de séduire et que. par conséquent, ce ne doit nullement être une règle pour trouver la mesure dont il s'agit.

Les grands repas favorisent l'engrais-
sement. Il faut s'habituer à de petits
repas.

« Le principe essentiel de notre traitement est l'individualisation la plus rigoureuse pratiquée pour chaque cas. On s'ha-
bituera à de petits repas, plutôt répétés
souvent, et dans certaines circonstances,
on séparera le manger du boire. Si l'on
donne à l'obèse la même quantité de nourriture et de boisson qu'il absorbait habi-
tuellement chaque jour, mettons en deux
repas principaux, ce qui a augmenté cons-

tamment, on a maintenu au même niveau le poids de son corps ; mais qu'on divise cette quantité entre deux, trois, cinq repas et encore plus, on obtiendra presque toujours une diminution de poids et en même temps l'ensemble de la cure se borne peu à peu d'elle-même à de petits repas, même réitérés. Les *grands repas favorisent l'élaboration et le dépôt de la graisse;* les petits repas, au contraire, l'usure de la graisse et le dégraissage [1].

1. *Traités médicaux*, par le profes. Schweninger.

Des boissons.

Ce qu'il faut boire. — Ce qu'il ne faut pas boire. — Quantité de boisson qu'il faut prendre pour ne pas augmenter l'embonpoint.

Il faut boire peu, ceci est un point essentiel pour les personnes atteintes d'un embonpoint excessif. L'*eau* est la boisson qui favorise le plus la production de la graisse. On ne devra pas en prendre. Le *thé* pris en infusion chaude, le *café noir* pris également chaud sont recommandés

comme boissons amaigrissantes. Le *cidre*
est également bon.

La quantité de boisson qu'il faut prendre
pour ne pas augmenter l'embonpoint ne
doit guère varier entre 800 et 1.000 grammes en 24 heures.

Comment calme-t-on la soif ?

En se gargarisant souvent avec de l'eau
additionnée de vinaigre ou en mettant pendant quelques instants sous le menton un
linge mouillé.

LES ALIMENTS QUI FONT GROSSIR

Les *potages*, le *beurre*, les *graisses*,
l'huile, le lard ;

Les *légumes* : épinards, oseilles, salades, choux-fleurs, carottes, navets ;

Les *viandes*, le porc, les sauces épi-
cées ;

Le *gibier* faisandé ;

Les *poissons* : le saumon ;

Les *sucreries* : le sucre, le chocolat, les entremets, les gâteaux ;

Les *liquides* : l'eau, la bière, le champagne, les liqueurs, les vins d'Espagne ;

Le *pain* ;

Les *fruits* : melons, poires, prunes, pêches, abricots, framboises ;

Les *fromages* ;

Le *lait*, le café au lait, le chocolat.

LES ALIMENTS QUI NE FONT PAS GROSSIR

Les *viandes* grillées, le veau et le bœuf de préférence ;

Les *volailles* grillées ;

Les *farineux* : lentilles, haricots, pois ;

Les *légumes* : pommes de terre, haricots verts, asperges ;

Les *liquides :* le vin rouge, le thé chaud, le café noir, le citron pressé.

Les *fruits :* le raisin, la pomme, les noisettes, les fraises.

Les *œufs* sont excellents.

« Parmi le grand nombre d'aliments, dit le docteur Vogel, il en est qui, à l'exclusion des autres, peuvent servir seuls à entretenir la vie et la santé. A cette classe appartient le *lait.* Il contient, dans des proportions convenables, les éléments communs aux quatre groupes, à savoir : de l'eau, de la caséine, du sucre de lait, de la graisse et des sels. Il peut en conséquence servir de nourriture exclusive pour le nouveau-né, et remplace tous les autres aliments et boissons parce qu'il lui fournit tous les aliments dont il a besoin pour sa croissance et son activité.

« Un adulte lui-même peut vivre de lait seulement. Mais une alimentation de ce genre n'est pas toujours bonne, parce que, consommée en quantité nécessaire, elle fatigue souvent les organes digestifs et agit en général d'une manière trop déprimante et trop énervante.

« Le pain, la farine des céréales (sous forme de bouillie, de polenta), les fruits à gousses, tels que les pois, les lentilles, les haricots, le riz et même la viande pas trop maigre, combinés avec l'eau pour boisson, peuvent aussi à la rigueur composer une nourriture exclusive, mais chacune de ces substances prise seule ne satisfait qu'imparfaitement les besoins alimentaires de l'homme.

« Un régime de ce genre le venge tôt ou tard de différentes manières en provoquant des désordres digestifs, en diminuant l'énergie physique ou intellectuelle et en produisant des altérations même plus graves de la santé. C'est pour ce motif que la nourriture de l'homme, à l'exception de celle du nouveau-né, doit être dans la règle mélangée et variée souvent, comme cela se pratique et s'est pratiqué en effet chez tous les peuples civilisés de tous les temps et de tous les pays.

« Nous n'entendons point par là les funestes combinaisons gastronomiques d'une gourmandise raffinée dont les recettes culinaires ont plutôt pour but de flatter le palais que d'être profitables à la santé. »

Des régimes les plus efficaces.

RÉGIME D'EBSTEIN [1]

(Par jour 8o à 100 gr. de pain tout au plus.)

1er *déjeuner*. — 25o gr. de thé sans lait ni sucre, 5o gr. de pain, 20 à 3o gr. de beurre.

2e *déjeuner*. — soupe avec moelle de bœuf, 120 à 18o gr. de viande à la sauce grasse. Légumes (éviter navets, carottes, pommes de terre).

Dîner. — Thé noir, rôti de bœuf ou du

1. EBSTEIN, *Die Fettleibigkeit*.

poisson, 3o gr. de pain avec beurre, fromage et fruits.

Comme boisson : 2 ou 3 verres de vin. Défense du sucre sous toutes les formes.

RÉGIME D'OERTEL [1]

1.5oo gr. de liquide par jour. Diminution de l'eau surtout.

OErtel a deux régimes, l'un minima et l'autre maxima. Le premier doit être suivi par la personne atteinte d'embonpoint qui a une vie sédentaire ; le second doit être fourni par une personne atteinte d'embonpoint qui fournit un travail musculaire.

Régime minimum.

Le matin (7 à 8 heures). — Café, 120 gr. avec 3o gr. de lait ; sucre, 5 gr. Pain blanc, 25 gr. Deux œufs à la coque.

1. *Hygiène de l'Obèse,* par le docteur MATHIEU.

Dans la matinée (10 à 11 heures). — Vin de Porto, 5o gr., ou bien vin du Rhin, 100 gr., ou bouillon, 100 gr. Viande froide (jambon maigre), 5o gr. ; pain de seigle, 20 gr.

A 1 heure. — Vin du Rhin et eau, 200 gr. ; soupe, de o à 100 gr. ; bœuf rôti (ou bœuf cuit à la graisse), 15o gr. ; salade, 25 gr. (ou bien choux, 5o gr.) ; mets farineux, 100 gr. ; pain de seigle, 20 gr. ; fruits, 100 gr.

Après 4 heures. — Café, 8o gr. ; lait, 20 gr. ; sucre, 5 gr.

Le soir après 7 heures. — Vin du Rhin ou eau, 200 gr. Deux œufs à la coque ; viande maigre rôtie, 15o gr. ; salade, 25 gr. ; pain de seigle, 20 gr. ; fromage, 15 gr., ou bien fruits, 100 gr.

Régime maximum.

Le matin (7 à 8 heures). — Café, 120 gr. ;

lait, 3o gr. ; sucre, 5 gr. ; pain blanc, 35 à 70 gr. ; 2 œufs à la coque ; beurre, 12 gr.

Dans la matinée (10 à 11 heures). — Vin du Rhin, 100 gr., ou bien bouillon, 100 gr., ou bien eau, 100 gr. ; viande froide, 5o gr. (jambon maigre) ; pain de seigle, 20 gr.

A 1 heure. — Vin du Rhin, 25o gr. ; soupe, o à 100 gr. ; poisson maigre, 180 gr. ; bœuf rôti, 170 à 200 gr. (ou bœuf bouilli, 200 gr.) ; salade, 5o gr. (ou bien légumes verts, 5o gr.) ; mets farineux, 100 gr. ; pain blanc, 25 gr. ; fruits, 100 gr.

Le soir. — Caviar, 12 gr., ou bien sardines, 16 gr. ; ou bien 2 œufs à la coque ; gibier ou volaille, 15o gr., ou bien beef-steak, 15o gr. ; fromage, 15 gr. ; pain de seigle, 20 gr. ; fruits, 100 gr.

RÉGIME DE SAINT-GERMAIN [1]

Petit déjeuner supprimé.

Déjeuner. — Œufs à la coque, côtelette de mouton, salade et fruits.

Dîner. — Plat de viande, plat de légumes verts et un fruit.

Ni pain, ni vin, ni potage. Manger seul et aussi vite que possible.

Culture physique. — Exercice forcé. Équitation : 2 heures de trot, puis promenade à pied au pas gymnastique durant 3 kilomètres. Escrime durant 25 minutes.

RÉGIME DE BOUCHARD [2]

Cure d'amaigrissement consistant d'abord à prendre 5 œufs répartis en 5

1. *Leçons cliniques d'orthopédie*, par SAINT-GERMAIN.
2. Article « Obésité ». *Traité de médecine*, par LE GENDRE.

repas, et 2 litres de lait coupé d'eau de Vichy.

Lorsque l'estomac s'est habitué au bout de quelques jours au régime lacté, on supprime alors les œufs pour absorber uniquement 3 litres de lait.

Ce régime devra être fait durant une période de 3 semaines.

RÉGIME DE SCHWENINGER [1]

Ce régime est célèbre en Allemagne, car il fut appliqué avec succès au prince de Bismarck. Il consiste :

Comme alimentation principale : en viande de toutes sortes, même en viande grasse chaude ou froide tout à fait au gré du sujet, en poissons, huîtres, caviar,

1. SCHWENINGER et P. BUZZI, *Die Feltsucht Sammlung medicinischer Abhandlungen.*

écrevisses, homard, saucisses, œufs, fromages, etc.

Comme alimentation secondaire, on pourra prendre du pain (blanc ou gris), des fruits, de la compote, des épinards, des asperges, des choux, de la choucroute, des cornichons, de la salade verte.

Comme boissons, de l'eau, du soda, des eaux minérales, acidulées, du jus de citron et de temps en temps du vin blanc et du cidre.

De ce que nous citons au premier rang les huîtres, le caviar, les asperges, la compote, etc., il n'en résulte pas que nous considérons l'obésité comme une maladie des classes élevées de la société et que nous ne voulons la traiter que chez les gens riches. Au contraire, notre système peut s'appliquer à toutes les classes de la société et à tous les pays. Les huîtres, le caviar, le homard, les poissons fins sont parfaitement remplacés, peut-être même avec avantage, par les harengs, du poisson fumé, etc. ; la viande, par de la charcuterie, les asperges par des choux, la compote par des pommes, etc., toutes choses qui sont à la portée des bourses très modestes.

Au surplus, nous ne demandons pas, autant que possible, que nos malades abandonnent complètement leurs occupations habituelles.

Partant de ce principe qu'on peut se guérir partout, nous n'envoyons pas nos obèses dans les stations balnéaires ; de cette façon nous ne suscitons pas l'idée que ceux-là seuls peuvent devenir maigres, qui peuvent se permettre un séjour dans ces endroits.

Ce qui importe, ce n'est pas le pays où on va, mais ce qu'on fait et comment on le fait. C'est en thérapeutique une règle générale.

Les aliments suivants sont interdits : soupes, pommes de terre, carottes, navets, légumes à cosses, macaroni, riz, aliments féculents, et encore le beurre et les graisses.

Sauf dans la mesure nécessaire pour la préparation des viandes et des légumes, seront interdites les boissons suivantes : bière, vin rouge, lait, café, thé, chocolat, cacao, liqueurs fortes.

RÉGIME DU DOCTEUR MATHIEU [1]

Viande, volaille, gibier sous toutes les formes.

1. *Hygiène de l'Obèse*, par le docteur MATHIEU.

OEufs à la coque ou brouillés.

Poissons maigres : sole, merlan, turbot, rouget, brochet, truite, carpe, goujons, éperlans.

Alimentation secondaire : Pain. Il pourra être remplacé par une quantité équivalente de pâtes ou de farines alimentaires (tapioca, vermicelle, pâtes d'Italie).

Pommes de terre, carottes, navets, crosnes, artichauts, asperges, légumes verts de tout ordre, cuits ou crus, mais de préférence cuits et passés.

Salades variées, peu vinaigrées, peu assaisonnées.

Fruits verts. — On évitera les fruits fortement sucrés.

Fruits secs, non sucrés (amandes, noix, noisettes).

Fromages maigres.

Aliments interdits. — Pois, haricots,

lentilles, riz et leurs dérivés. Lait, sucre en nature. Sucreries, sirops, pâtisseries. Fruits très sucrés. Acides, oseilles, tomates.

Boissons. — Il faut considérer séparément la boisson fondamentale, l'eau, et les boissons composées dans lesquelles il est ajouté à l'eau une certaine quantité de substances dont les plus intéressantes sont le sucre et l'alcool.

1ᵉʳ *déjeuner.* — 3o grammes de pain ; 10 gr. de café ; 100 gr. de lait ; 10 gr. de sucre.

2ᵉ *déjeuner.* — 1ᵉʳ *plat :* 2 œufs ou bien 100 gr. de poisson ou bien 100 gr. de viande préparée.

2ᵉ *plat :* 100 gr. de légumes frais.

Dessert. — 3o gr. de fromage, 100 gr. de fruits frais.

Dîner. — 15o gr. de pain, 0ˡ.25 de vin,

potage au bouillon avec 20 gr. de pain, de pâtes ou de légumes.

1er *plat :* 100 gr. de viande ou volaille préparée.

2e *plat :* 100 gr. de légumes frais.

Dessert. — 3o gr. de fromage, 100 gr. de fruits frais.

RATION NORMALE D'UN BOURGEOIS DE PARIS

D'APRÈS LE DOCTEUR VACHER [1]

Pain	48o grammes	
Pâtes pour potages . .	6o	—
Bouillon et lait. . . .	18o	—
Viande	32o	—
Légumes et féculents .	270	—
Beurre et corps gras .	65	—
Fromage	55	—
Fruits	95	—

1. *De l'Obésité*, par le docteur VACHER.

Vin, bière ou liqueurs . 785 grammes
Café . . . . 125 —
Sucre. . . . . . . 40 —

Total . . 2.475 grammes

RÉGIME DE BANTING

Ce régime fit grand bruit en Angleterre. Le système de Banting devint populaire, *car il obtint des résultats merveilleux.*

M. Banting, atteint d'une obésité alarmante, avait usé de tous les régimes, les avait subi avec beaucoup d'énergie et commençait à se désespérer, lorsqu'il eut la chance de s'adresser au docteur William Harvey qui réussit à le débarrasser de ce poids excessif.

M. Banting publia après cette réussite une lettre dans laquelle il indiqua le fa-

meux régime. Le voici dans la lettre suivante :

« Parmi tous les parasites qui affligent
l'homme, il n'en est point de plus détestable
que l'obésité, c'est-à-dire la trop grande
accumulation de graisse dans le corps.

« Après une bien longue et bien pénible épreuve, je viens de me débarrasser
de cette infirmité et je me sens le besoin
de communiquer très modestement dans
cet opuscule les observations que j'ai
faites à ce sujet au profit de mes semblables, et dans le ferme espoir de faire par-
tager à d'autres le bonheur que j'éprouve
depuis le changement extraordinaire qui
s'est opéré dans mon organisme.

« On pourrait presque qualifier cette
métamorphose du nom de miracle si elle
n'avait été amenée par les moyens les plus
simples et les plus naturels.

« Il me semble que jusqu'à présent l'obésité n'a été qu'imparfaitement comprise et appréciée, aussi bien par la science médicale que par le public en général. Autrement, la science aurait reconnu depuis longtemps déjà les causes d'une maladie aussi pénible et aurait employé contre elle des moyens efficaces.

« Le public, de son côté, ne se serait point laissé entraîner à poursuivre de son sourire moqueur et de ses remarques désobligeantes les malheureux affectés de cette infirmité. Ces procédés sont souvent très pénibles en société et abattent l'esprit même le plus fort.

« Mais j'espère que mes modestes tentatives provoqueront une étude plus scientifique de la maladie et feront naître une compassion beaucoup plus grande vis-à-vis de ceux qui en souffrent.

« J'éprouverais un plaisir infini à nommer le libérateur de mes longues souffrances, le seul que j'aie pu trouver, mais il pourrait paraître peu convenable de livrer son nom au public. Il faut donc que je me contente de présenter mes observations personnelles, dans l'espoir que mes lecteurs y réfléchiront attentivement et me pardonneront aussi bien les imperfections et les fautes de style et d'expression que tout ce qui pourrait paraître présomptueux dans cette publication.

« Je fus un peu embarrassé sur la meilleure manière de publier mon travail. Un moment je pensai faire insérer une lettre dans un journal de médecine sur le sujet qui m'occupe, mais en réfléchissant davantage, j'y renonçai parce que, complètement inconnu dans le monde médical, sans recommandation spéciale de source compétente, je doutais qu'on accordât quelque attention à ma communication. Dans la livraison d'avril du *Cornhill Magazine* j'ai lu avec beaucoup d'intérêt un article sur cette question. Il développait assez bien les conséquences de l'excès d'embonpoint, mais ne mentionnait aucun moyen de guérison et ne s'occupait pas même de l'étiologie de l'obésité. Je composai dans ce but, pour l'éditeur de ce journal, une lettre dans laquelle je lui offrais de lui transmettre mes expériences à ce sujet. Mais encore une fois il me parut qu'un personnage, inconnu comme je l'étais, aurait peu de chance d'être apprécié. Je me décidai enfin à faire imprimer cette brochure et à la répandre, dans l'unique intention et avec le seul et ardent désir de venir en aide à ceux qui souffrent de la même affection dont j'ai souffert moi-même.

Car je suis fermement *convaincu que l'excès d'embonpoint est curable et je serais heureux d'en persuader d'autres que moi.*

« Pour atteindre ce but il est nécessaire que j'entre dans des détails spéciaux et que je remonte à plusieurs années en arrière.

« C'est de cette manière que je prouverai que je n'ai craint ni les peines ni les sacrifices pour parvenir à mettre un frein à mon embonpoint et à le guérir. J'ai maintenant 66 ans, je mesure en hauteur 165 centimètres et pesais 202 livres en août 1862. Aujourd'hui, en mai 1863, j'en pèse 167. Ce qui constitue depuis le mois d'août une diminution moyenne d'environ une livre par semaine. Si je n'ai pas encore atteint l'heureux poids moyen, j'espère cependant avec certitude que dans quelques semaines je serai complètement arrivé au but que j'ai poursuivi sans relâche, mais en vain, durant les trente dernières années, jusqu'à ce qu'il plût à la Providence de me conduire enfin sur le bon chemin et pour ainsi dire sur le sentier d'une existence heureuse et agréable.

« Il est peu d'hommes qui aient mené intellectuellement et physiquement une vie plus active que la mienne, grâce à mon penchant inné pour l'ordre et l'exactitude pendant une carrière commerciale de cinquante années dont je me suis maintenant retiré.

« Mon obésité ne fut point causée par la négligence des exercices corporels, ni par des excès dans le boire et le manger, ni par des débauches quelconques. Mais je faisais usage des aliments ordinaires, du pain, du lait, du beurre, de la bière, du sucre et des pommes de terre en quantité plus que nécessaire à mon âge. Je crois que c'est précisément ce régime qui a produit le parasite si nuisible à mon bien-être et à ma santé.

« Je n'ai pas l'intention de parler ici longuement des éléments et des tissus du corps humain et de la manière dont ils se métamorphosent ; cet objet n'est pas de ma compétence et je dois l'abandonner aux hommes de l'art, aux médecins instruits.

« Soit du côté paternel, soit du côté maternel, aucun des membres de ma famille n'a présenté de disposition à l'embonpoint excessif, et pour mon compte, j'éprouvais dès ma jeunesse une répugnance inexprimable pour une pareille affection. Comme à l'âge de trente ans je m'apercevais d'une certaine disposition à l'embonpoint excessif, je consultai un médecin distingué, un de mes bons amis mort depuis longtemps, qui me conseilla de prendre plus de mouvement avant de me livrer à mes occupations journalières et me recommanda spécialement de ramer. Comme j'avais à ma disposition un fort et lourd bateau et que je demeurais à proximité de la rivière, je me mis à ramer chaque jour de bon matin pendant deux heures consécutives.

« Cet exercice augmenta en effet ma vigueur musculaire, mais en même temps mon appétit, que je satisfaisais, prit des proportions fabuleuses. De sorte que mon corps acquérait toujours plus de poids, jusqu'à ce que mon ancien et cher ami me conseillât d'abandonner cet exercice. Il mourut peu de temps après, et comme la disposition à l'obésité persistait, je consultai d'autres autorités médicales très haut placées dans l'opinion publique. Mais toujours en vain j'essayai l'air de la mer

et les bains dans différents endroits, en y
joignant beaucoup de mouvement à pied.
J'avalai une quantité prodigieuse de médicaments, de liqueurs, de solution de potasse.

« Je m'adonnai aussi à l'équitation, je fis
des cures aux bains de Leamington, Chel-
tenham et Harrowgate ; parfois je me li-
vrai aux travaux d'un manœuvre et je me
contentai de son régime alimentaire ; je
n'épargnai ni peine ni argent pour consulter nos meilleurs médecins, à chacun
desquels j'accordai tout le temps nécessaire pour l'emploi de sa méthode curative, mais je n'obtins jamais que des résultats insignifiants, car le mal augmentait
sans cesse.

« Je dois des remerciements à la plupart
de ces médecins pour la peine qu'ils ont
prise et l'intérêt qu'ils m'ont porté.

« Mais un seul d'entre eux m'a prescrit un traitement efficace.

« **Lorsqu'une personne corpulente boit et mange avec appétit et jouit d'un sommeil normal, qu'elle ne se plaint d'aucune douleur et ne souffre d'aucun vice organique, souvent les médecins même les plus habiles paraissent ne pas apprécier le cas à sa juste valeur. Car presque tous m'ont dit que l'embonpoint est une des causes naturelles de l'accroissement du nombre des années.**

« C'est ainsi que l'un des médecins les plus expérimentés du pays me raconta que depuis le développement complet de son corps, il avait augmenté chaque année d'une livre et qu'il n'était par conséquent pas étonné de ma position ; il me conseilla plus de mouvement et des bains de vapeur suivis de frictions et de massages pour seconder les médicaments qu'il me prescrivit.

« Malgré ces moyens le mal empirait toujours et si, comme les coquillages qui s'attachent en parasites à un vaisseau, il ne détruisait pas le bâtiment, il mettait du moins un obstacle à sa marche rapide et désagréable sur le chemin de la vie.

« Plus de vingt fois peut-être dans un égal nombre d'années, j'ai mis en réparation mon embarcation vitale pour tâcher d'éloigner ce maudit mal, mais avec fort peu de résultats, ou du moins sans résultats permanents.

« Chaque malade de ce genre est souvent exposé en public à des remarques, et bien que dans son for intérieur il s'en inquiète peu, je suis cependant persuadé qu'aucun de ceux qui ont souffert de l'embonpoint à un haut degré puisse rester impassible vis-à-vis des moqueries des gens grossiers et stupides, dans des assemblées publiques, en chemin de fer, en diligence, en omnibus ou sur la voie publique. Lequel resterait insensible au dépit que fait éprouver un espace trop restreint dans un lieu public qu'il visite pour y trouver de la distraction et s'y restaurer ? Et il fuit pour cette raison les occasions où il prévoit qu'il deviendra pour d'autres un objet de railleries et d'observations désobligeantes. Je ne m'en inquiète, il est vrai, pas davantage que la plupart des gens, et cependant j'ai ressenti très vivement cet inconvénient; c'est pourquoi j'évitai les endroits où je devais craindre d'exciter l'attention ou de devoir me contenter d'une place insuffisante.

« J'ai dû ainsi me priver de beaucoup d'agréments et de jouissances et d'une infinité de choses avantageuses pour ma santé. Bien que ma taille ne soit pas très grande et que mon embonpoint n'ait pas

atteint les dernières limites, il ne m'était
pourtant pas possible de me baisser
pour détacher mes souliers ; je ne pou-
vais même rendre plusieurs de ces petits services qu'exigent l'humanité et la
galanterie qu'à grand'peine et avec des
efforts dont les personnes corpulentes
seules peuvent se faire une juste idée.

« J'étais obligé de descendre les escaliers
lentement et à reculons, afin de diminuer
la pression chancelante du poids de mon
corps sur les pieds et les genoux ; pour
chaque petit effort, surtout en montant les
escaliers, j'étais essoufflé et je transpirais
malgré toutes les peines que je me don-
nais pour éviter ces inconvénients en suivant un misérable régime. Presque tous
les médecins me prescrivaient la tempé-
rance et une nourriture légère, mais je
n'obtins aucune carte alimentaire précise.

de sorte que je restais dans le doute sur
les véritables intentions de mes conseillers.
Ce régime affaiblit mon corps, sans cependant faire diminuer mon embonpoint ;
des éruptions et des abcès pénibles se dé-
clarèrent, voire même deux anthrax dangereux, et mon obésité augmentait quand
même. A cette époque, les bains turcs de-
vinrent à la mode, et l'on me conseilla de
les employer comme moyen curatif. Les
premiers dont je fis usage me furent très
utiles. Ils relevèrent mes forces et aug-
mentèrent l'élasticité de mon corps pour
la marche, de sorte que je croyais avoir
trouvé la pierre philosophale. Je les con-
tinuai pendant trois semaines jusqu'au
nombre de cinquante, puis plus rarement.
Je pris en tout 90 bains. Mais n'ayant
perdu que 6 livres de mon poids pendant
toute cette cure, je la considérai comme

inutile pour moi et je l'abandonnai. Je ne conteste pas néanmoins leur valeur comme moyen de propreté et dans les cas de refroidissement, de rhumatisme et dans bien d'autres maux.

« J'étais en outre atteint d'une petite hernie ombilicale et je m'imaginais qu'elle avait été provoquée par mon obésité ou que du moins celle-ci l'avait favorisée ainsi qu'une autre.

« Cette circonstance m'engagea à recourir à d'autres médecins dont tous les conseils amicaux, pour lesquels je leur suis reconnaissant, ne parvinrent cependant pas à me soulager. M'apercevant enfin que ma vue et mon ouïe s'affaiblissaient, je me décidai à aller consulter en août dernier un auriculiste distingué. Celui-ci prit les choses à la légère, m'examina les oreilles, me les nettoya avec une éponge et me fit placer un vésicatoire derrière chacune d'elles, sans accorder la moindre attention à la maladie générale. Cette attention lui parut sans doute superflue, car il ne me laissa pas le temps de lui en parler.

« Cette manière d'agir ne me satisfit point ; je me sentis au contraire plus mal qu'avant de l'avoir consulté. Quelque temps après il quitta la ville pour entreprendre son voyage annuel de plaisir. Ce fut le plus grand bonheur qui pût m'arriver : car ce départ m'obligea à m'adresser ailleurs, et je tombai enfin sur l'homme qu'il me fallait.

« Ce médecin me déclara aussitôt que mes maux dépendaient essentiellement de mon obésité.

« Il m'ordonna un régime bien précis, sans aucun remède, à l'exception d'un médicament tonique le matin.

« Les prescriptions agirent de la manière

la plus avantageuse, soit sur mon ouïe, soit sur mon embonpoint. Pour rendre la chose plus claire, je veux admettre que parmi les aliments ordinaires il en est qui, bien qu'utiles et sans danger pour la jeunesse, deviennent cependant pénibles avec l'âge, comme par exemple les haricots pour les chevaux dont la nourriture naturelle consiste en foin et en avoine.

« Dans certaines circonstances, ces aliments peuvent avoir leur utilité, mais devenir nuisibles quand on en fait un usage continuel.

« Parmi les *aliments que je devais éviter les plus possible, on m'indiqua le pain, le beurre, le lait, le sucre, la bière et les pommes de terre ;* ce sont précisément ces substances qui formaient abondamment, pendant un grand nombre d'années, la base de ma nourriture.

« Mon excellent médecin me disait qu'à cause de leur contenu en amidon et en sucre, ils donnaient naissance à la graisse et qu'ils devaient, par conséquent, être tous évités. Je crus au premier moment qu'il ne me restait que peu d'aliments pour vivre, mais mon ami compatissant m'apprit que j'en avais encore un grand choix. Je m'estimais trop heureux pour ne pas commencer immédiatement cet essai, et en peu de jours je sentis une amélioration extrême en suivant les prescriptions de mon docteur.

« Pour être mieux compris, je communique ici tout ce qu'il m'est permis de manger et chacun acquerra la conviction que l'homme qui désirerait une table plus richement chargée serait d'une exigence extraordinaire et un insatiable de premier ordre.

« *Petit déjeuner*. — Je mange 8 à 10 onces de viande (1 once équivaut à 3o grammes environ) de bœuf ou de mouton, de poisson rôti, de jambon ou d'une viande froide quelconque, à l'exception de la viande de porc, puis une grande tasse de thé (sans sucre et sans lait, avec un biscuit ou 2 onces de pain grillé, mais sans beurre.

« *Déjeuner*. — 10 à 12 onces d'un poisson quelconque (à l'exception du saumon), d'une viande quelconque (à l'exception du porc), d'un légume (sauf les pommes de terre), 2 onces de pain grillé ou une compote aux fruits, une espèce quelconque de volaille ou de gibier, et deux à trois verres de bon vin rouge xérès ou madère. Le champagne, le porto et la bière sont défendus. A ajouter 4 à 6 onces de fruits, un ou deux grands biscuits, une tasse de thé sans lait ni sucre.

« A souper, 8 onces de viande ou de poisson, un ou deux verres de vin rouge.

« Dans ce régime, en additionnant les quantités prises à chaque repas, on arrive à 510 grammes de viande, à 60 grammes de pain et à 1.400 grammes de liquides, fruits et légumes.

« Je ne parvenais peut-être pas de cette manière à éviter toutes les substances renfermant de l'amidon et du sucre, mais je renonçai du moins consciencieusement au lait, au sucre, à la bière, au beurre et à d'autres aliments du même genre du contenu desquels je devais me méfier.

« Le matin à mon lever, je prends dans un verre d'eau fraîche un tonique particulier qu'on pourrait bien nommer « baume vital ».

« C'est une potion bienfaisante qui est,

paraît-il, destinée à enlever toutes les saburres restées dans l'estomac après la digestion.

« Cependant, il n'exerce pas une action purgative.

« Puis, je consomme environ 10 ou 12 onces d'aliments solides et 16 onces d'aliments liquides à mon petit déjeuner; 16 onces de solides et 16 onces de liquides à mon déjeuner ; 6 onces de solides et 16 onces de liquides à mon goûter ; 8 onces de solides et 12 onces de liquides à mon souper, et encore un grog si j'en ai l'envie.

« Je ne m'en tiens pas toutefois exactement à la quantité indiquée pour chaque repas, mais je me contente d'observer rigoureusement la *qualité de la nourriture*.

« Mon expérience m'a persuadé que les aliments en question sont, à l'âge adulte, les ennemis les plus insidieux pour un homme qui a des dispositions à l'obésité, tandis qu'ils conviennent très bien à la jeunesse.

« Celui qui ne veut pas se mener lui-même par le nez doit se mettre en garde contre un semblable ennemi.

« Je désire vivement que mon récit engage tous ceux qu'il concerne à faire un essai de ma méthode que je recommande chaudement à l'attention générale, non par vanité, mais dans le seul but honorable de faire participer mes semblables au bonheur dont j'ai été comblé dans l'espace de quelques mois.

« Je suis fort éloigné de conseiller à toute personne obèse de changer brusquement son genre de nourriture; certainement non, mais de le faire au contraire avec réflexion et après avoir consulté un médecin.

« Mon petit déjeuner se composait précédemment de pain et de lait ou d'un demi-litre de thé avec beaucoup de lait et de sucre, de pain grillé et de beurre. Mon déjeuner : de viande, de bière, d'une grande quantité de pain (que j'avais toujours mangé avec plaisir), de pâtés et d'autres farineux ; mon goûter comme mon déjeuner. Mon souper, le plus souvent de gâteaux aux fruits ou de pain et de lait. Avec cette nourriture je me sentais rarement à mon aise et je jouissais plus rarement encore d'un sommeil bienfaisant.

« Mon bulletin alimentaire actuel, je le sens moi-même maintenant, surpasse de beaucoup l'ancien ; il est plus riche et meilleur, abstraction faite de son action curative. Mais dès qu'on a la preuve qu'il est plus sain, toute comparaison devient ridicule, et j'ai de la peine à m'imaginer que quelqu'un ne le préférât pas au premier, dût même l'ancien régime ne pas être nuisible à la santé. Mais dès qu'il est démontré qu'il est nuisible, personne pas plus que moi n'hésitera à y renoncer. Je puis certifier en toute conscience que mon nouveau genre de nourriture m'a procuré un bien-être inconnu jusqu'alors. Et pourtant j'aurais cru jadis qu'il était dangereux et qu'il s'écartait des règles d'une bonne hygiène. Au moral comme au physique, je me sens infiniment plus à mon aise et je me plais à croire que je tiens dans mes propres mains les rênes de la santé et du bien-être. Agé de 66 ans, je ne puis guère m'attendre à échapper par la suite aux infirmités naturelles qui sont un héritage de tout être humain, mais je ne puis me plaindre de rien en ce moment. C'est un vrai miracle et je remercie la toute-puissance divine de m'avoir conduit chez un homme qui put, dans un laps de temps si court, produire un si grand changement dans mon organisme.

« Puissent les médecins se familiariser davantage avec l'obésité, ce mal terrible, cruel, véritable ver rongeur de la santé et du bonheur. Ils empêcheront alors, d'après mon opinion, que quantité de leurs semblables ne descendent prématurément dans la tombe à la suite d'une attaque d'apoplexie; ils empêcheront dans tous les cas, dans ce pèlerinage terrestre, un grand nombre de souffrances physiques et morales.

« L'excès de graisse dans le corps doit, selon moi, bien que n'occasionnant pas de douleurs, comprimer les intestins les uns contre les autres et entraver ainsi la liberté d'action de chacun d'eux. Je crois, du moins, que ce cas s'est présenté chez moi. Le résultat de mes expériences est le suivant :

« Je ne me suis jamais mieux porté depuis vingt ans.

« La méthode que j'ai suivie ne m'a pas incommodé le moins du monde.

« J'ai diminué, en 38 semaines, de 35 livres.

« Je puis descendre les escaliers d'une manière naturelle, le corps en avant, avec une aisance parfaite.

« Je monte les escaliers et j'exécute des mouvements considérables sans le moindre inconvénient.

« Je n'ai plus besoin de personne pour me servir.

« Mon hernie ombilicale s'est beaucoup améliorée et ne m'inquiète plus du tout.

« Ma vue est rétablie, mon ouïe va

mieux, mes autres affections corporelles sont en voie d'amélioration, et ont presque entièrement disparu.

« Après avoir payé avec plaisir à mon estimable médecin les honoraires qui lui étaient dus, je lui remis en témoignage de reconnaissance 5o livres sterling à distribuer aux hôpitaux de son choix et je lui reste encore infiniment redevable pour sa sollicitude et son attention. Je remercie aussi avec gratitude la toute-puissance divine pour la grâce qu'elle m'a accordée, et comme témoignage de reconnaissance, je me suis décidé à livrer mes expériences personnelles à la publicité.

« En terminant, je suis heureux de pouvoir citer un cas qui sert à confirmer ce que je viens de raconter. Un de mes amis, atteint d'obésité, possède comme moi une constitution robuste. Mais il souffrait beaucoup de palpitations de cœur et de commencements d'évanouissement. Je l'engageai à se confier également à mon médecin et il obtint le même succès. Il suivit les mêmes prescriptions, et en huit semaines il en a retiré plus d'avantages que moi dans le même espace de temps.

« Il a perdu ses palpitations, il est devenu un homme nouveau. Plein de reconnaissance pour mes conseils et envers le médecin distingué auquel je l'ai adressé, il espère avec confiance dans l'efficacité de sa cure.

« *Je suis persuadé que des centaines, des milliers de mes semblables* peuvent retirer les mêmes avantages de ce traitement, mais comme toutes les constitutions ne se ressemblent pas, d'autres moyens seraient selon le cas peut-être plus convenables pour triompher de ce mal si cruel.

« WILLIAM BANTING. »

RÉGIME DE DEBOVE [1]

Le docteur Debove, pour diminuer l'embonpoint, fait prendre une nourriture insuffisante. Pour arriver à ce but et pour supprimer ce manque d'alimentation, il faut progressivement diminuer à chaque repas la ration de nourriture. En peu de jours on arrive à ce résultat.

Premier déjeuner. — Une tasse de thé au lait.

Déjeuner. — Une ou deux tranches de viande, un peu de légumes, 100 à 150 gr. de pain, un peu de fromage, fruits à discrétion, une tasse de café noir sans sucre.

1. *De l'Obésité*, par le docteur JAVAL.

Dîner. — Un demi-litre de lait chaud avec 3o à 5o gr. de pain ; fruits à discrétion.

RÉGIME DE HIRSCHFELD

Diminution de nourriture. Augmentation d'exercice.

Petit déjeuner. — Café et pain, 5o gr. ; avant midi, 2 œufs.

Déjeuner. — Bouillon avec 3o gr. de riz, 25o gr. de viande maigre pesée crue.

Après midi, café.

Dîner. — 5oo gr. de fromage gras, 1oo gr. de pain, 1o gr. de graisse.

Le lait est proscrit de ce régime ainsi que les œufs, la graisse, le pain et le sucre.

RÉGIME DE BERTRAND

« De toutes les prescriptions relatives à l'alimentation, la meilleure pour les obèses est celle de prendre sous un petit volume une nourriture fortifiante, c'est-à-dire animale, azotée, composée de *viandes rouges et noires rôties, de poissons à chair nourrissante tels que : sole, saumon, homard, etc., de très peu de légumes et des moins aqueux, et pour boisson, de faire usage aux repas de vin blanc généreux* aussi peu étendu que possible et pur toutes les fois qu'il n'inspire pas une trop grande répugnance. Avec cela, privation de pâtes, de fruits, de sucreries, de gâteaux, de boissons trop abondantes, et surtout de bière [1].»

C'est en suivant pendant de longs mois un régime de ce genre que Banting a obtenu un amaigrissement et que certains médecins ont pu faire diminuer l'embonpoint de quelques malades.

1. *De l'Embonpoint*, par le docteur BERTRAND.

RÉGIME DE MONIN [1]

« L'obèse boira le moins possible ; il supprimera toute libation faite entre les repas. Il évitera, en mangeant, les aliments trop salés qui provoquent la soif et amènent par osmose une diffusion aqueuse dans les tissus, favorisant puissamment la formation de la graisse.

« Il restreindra considérablement l'alcool, la bière (et surtout le stout), le porto, le cidre, le champagne et les eaux gazeuses. Il évitera le lait qui n'est qu'une émulsion.

« Il boira aux repas un vin acide, jeune, léger. Le vin blanc convient mieux parce qu'il est moins nutritif, et surtout parce que son pouvoir diurétique entraîne par le grand égout collecteur de l'économie les

1. *Hygiène de la Beauté*, par le docteur MONIN.

matériaux de désassimilation. (L'urine est la *lessive du sang* ; la diurèse favorise l'élimination de la graisse jusqu'à un certain point.)

« Mais nous le répétons, *il faut boire le moins possible*.

« L'obèse s'abstiendra de corps gras (beurre, graisse, huile, gras de viande, noix, olives), etc. Les huiles végétales, moins absorbables que les graisses animales, lui sont évidemment moins nuisibles.

« Il s'abstiendra de féculents, pâtes, vermicelle, tapioca, pommes de terre, riz, sagou, salep, arrow-root.

« Le macaroni, qui est presque du gluten, peut être toléré. Parmi les farineux en général, c'est le maïs qui est le plus nuisible à l'obèse ; son pouvoir adipogène est considérable. L'obèse évitera le sucre, les bonbons et surtout le chocolat (riche non seulement en sucre, mais en corps gras), les fruits sucrés, tels que les abricots, poires, betteraves, cerises douces. On peut lui permettre le melon, parce que ce fruit est généralement laxatif.

« Le pain sera fait avec de la farine de second choix mêlée avec du son. L'obèse fuira autant que possible les mets succulents : les ragoûts, le foie, la cervelle, les rognons des animaux, et parmi des volailles, il évitera le canard et l'oie, pour manger plutôt le poulet et le dindon. *Comme viandes*, il recherchera surtout la chair du bœuf et du mouton, grillée ou rôtie. *Comme poisson*, il aura la sole, la barbue, le bar, le turbot ; il fuira la laitance et les œufs de poisson, le saumon, la raie et par-dessus tout, l'anguille, poisson graisseux.

« Le repas du soir, très frugal, pourra

consister en aliments légers et légumes frais herbacés : l'asperge, dont Hippocrate vante les vertus astringentes ; l'oseille, les tomates, les fruits acides tels que : les oranges, fraises, framboises, groseilles, cerises aigres, pommes. Nous permettons l'usage du bouillon dégraissé, du café sans sucre et surtout du thé qui est tonique et stimulant. En Angleterre, cette infusion joue un grand rôle dans le régime de l'entraînement ; elle constitue pour les jockeys l'unique boisson qu'on leur attribue sans trop de parcimonie. »

RÉGIME DE DANCEL[1]

Mets que l'on peut permettre de manger à discrétion pendant le traitement anti-obésique :

1. *Nouveaux Préceptes pour diminuer l'Embonpoint*, par le docteur DANCEL.

Bœuf.

Le beefsteak grillé pris dans le vrai filet ou dans le faux-filet ;

Le châteaubriant (qui n'est qu'un beef-steak très épais) grillé ;

Le rosbif grillé ;

L'aloyau grillé ;

Le bœuf cuit dans la casserole, en évitant de manger beaucoup de sauce ;

Le bœuf cuit dans l'eau (le bouilli), quoi-qu'il contienne moins de principes nutri-tifs que lorsqu'il est rôti.

Mouton.

Côtelettes grillées ;

Gigot cuit à la broche ou dans la casse-role, en évitant de manger beaucoup de sauce qui n'est que de la graisse dans ce dernier mode de préparation.

Veau.

Côtelettes grillées simplement ou en papillottes ;

Veau rôti à la broche ;

Veau cuit dans la casserole, en évitant de manger de la sauce.

Volaille.

Le chapon, le poulet rôtis, en évitant de manger les parties grasses ;

Le paon rôti, le pigeon rôti, la pintade rôtie, le canard rôti. Le suprême de volailles, en évitant de manger beaucoup de sauce.

Gibier.

Le faisan rôti, la bécasse, les bécassines rôties, le coq de bruyère rôti, les perdreaux rôtis. Les gelinottes rôties, le lièvre rôti, le lapin rôti, le pluvier viré rôti. La sarcelle rôtie, le râle de genêt rôti. La caille rôtie, l'ortolan rôti, les grues, merles et mauviettes rôties, le gigot et le filet de chevreuil rôtis.

Poissons.

Les éléments qui prédominent dans la plupart des poissons sont la gélatine, l'huile et l'albumine. Mais la fibrine constitue presque entièrement les parties que nous mangeons des poissons de choix qui sont servis sur nos tables. Aussi est-il permis dans le traitement anti-obésique de se nourrir des poissons suivants : la sole, le saumon cuit sur le gril, la truite frite, le brochet à l'huile et au vinaigre, l'esturgeon à l'huile ou rôti, le rouget frit, la carpe frite, la perche frite, les goujons frits, les parties charnues du turbot et de la raie avec peu de sauce.

Les parties charnues des homards, des langoustes et des écrevisses.

Les huîtres, quoique contenant de la gélatine en assez grande quantité.

Les œufs sont les substances alimentaires qui tiennent le milieu entre la viande et les légumes. L'on peut en manger de temps en temps, principalement à la coque.

Il est impossible de priver de légumes une personne qui suit le traitement anti-obésique : nous marquerons la pomme de terre cuite dans sa peau, ou frite ou sautée, comme étant de tous les légumes celui qui produit le moins de graisse. Cette solanée sans condiment, seule ne contient aucun principe de graisse, mais unie à un corps gras ou à un élément graisseux, elle devient apte à développer de la graisse.

Je lui donne la préférence sur les asperges, les épinards, l'oseille, les choux-fleurs, la carotte et les navets parce qu'elle contient moins d'eau que ces derniers.

On obtient un amaigrissement rapide par le :

1er *déjeuner*. — Thé au lait et 3o gr. de pain grillé.

2e *déjeuner*. — 2 œufs, 5o gr. de viande, 100 gr. de légumes verts ou pommes de terre bouillies, 20 gr. de fromage, pain grillé et thé bouillant à discrétion.

Dîner. — Sans potage, 1oo gr. de viande blanche, 1oo gr. de légumes verts ou de macaroni, salade, fromage, sel, fruits. Pain grillé à discrétion. Un verre et demi de vin blanc coupé d'eau.

RÉGIME DE DHEUR [1]

« Il est très facile d'habituer l'estomac à ne faire le soir qu'un repas très léger.

1. *Contre l'Obésité*, par le docteur DHEUR.

Or les malades arrivent très vite à ne prendre pour dîner que des légumes verts, des salades et des fruits : bientôt une quantité de lait relativement faible leur servira. Le jour où ils auront atteint ce résultat de ne prendre qu'un litre ou un demi-litre de lait le soir, tout en faisant dans la matinée un déjeuner normal exempt toutefois de quelques plats défendus, ils pourront se flatter d'avoir atteint le but recherché dans la grande majorité des cas.

RÉGIME DE DUJARDIN-BEAUMETZ [1]

Petit déjeuner. — 25 gr. de pain et 5o gr. de viande, 2oo gr. de boisson.

Déjeuner. — 5o gr. de pain, 1oo gr. de viande ou 2 œufs, 1oo gr. de légumes verts, salade, 15 gr. de fromage, fruits à discrétion : 3oo gr. comme boisson.

1. *Hygiène aliment.*, par le Dr DUJARDIN-BEAUMETZ.

Dîner. — Même menu qu'au déjeuner : 3oo gr. de boisson.

RÉGIME DE KIRSCH [1]

Lever à 5 heures du matin, 25o gr. d'eau de Marienbad à prendre en 3 fois.

Premier déjeuner. — 3o à 5o gr. de viande froide, 5o gr. de biscottes, une tasse de thé ou de café léger.

Vers 11 heures, nouvelle prise de 25o gr. d'eau de Marienbad.

Au déjeuner. — A midi et demi, 1 tasse de bouillon maigre, 15o gr. de viande dé-graissée, légumes verts cuits à l'eau et 3o gr. de pain grillé, 1 à 2 verres de bon vin coupé d'eau.

Vers 3 ou 4 heures, nouvelle prise de 25o gr. d'eau de Marienbad ou bien 1 tasse de thé ou de café léger.

1. *Deutsche med. Woche*, 1887.

Au dîner. — 150 gr. de viande rôtie, 30 gr. de pain grillé, 1 tasse de thé.

Ne pas se coucher avant 10 heures du soir et ne dormir que **7** heures en moyenne.

Ces nombreux repas sont entrecoupés de bains, douches, frictions, et longues promenades.

RÉGIME D'ALBERT ROBIN [1]

Cinq repas.

A 8 heures du matin, 1 œuf à la coque, 20 gr. de viande maigre ou du poisson. Le tout mangé froid. Une tasse de thé léger très chaud, sans sucre.

A 10 heures, 2 œufs à la coque, 500 gr. d'eau coupée de vin.

A midi, viande froide à volonté sans sauce, salade assaisonnée de jus de citron,

1. *Bulletin général de thérapeutique*.

100 à 150 gr. de salades cuites, 100 à 150 gr. de thé léger chaud et non sucré.

A 4 heures, thé léger chaud.

A 7 heures, mêmes aliments qu'à 8 heures du matin.

RÉGIME DE MAUREL

Premier déjeuner. — Café noir sucré à 10 gr.

Déjeuner. — 100 gr. de viande ou de poisson ou 2 œufs, 30 gr. de fromage et 100 gr. de fruits frais.

Au dîner. — Potage, 100 gr. de viande ou de poisson, 30 gr. de fromage, 100 gr. de fruits frais et 100 gr. de pain.

RÉGIME D'AULMONT ET DE RAMOND [1]

Petit déjeuner. — 100 gr. de viande, 1 pomme de terre cuite à l'eau ou 1 tasse

1. *De l'Obésité,* par les Drs AULMONT et RAMOND.

de café ou de thé, sucre 10 gr., 5o gr. de pain.

Déjeuner. — 100 à 15o gr. de viande rôtie ou grillée, 5oo gr. de haricots avec 15 gr. de beurre ou 2 pommes de terre cuites à l'eau ou au four, 2oo gr. de fruits. Pas de pain.

A 4 heures, 1 tasse de thé.

A 7 heures, 100 gr. de viande fraîche rôtie ou grillée, 3oo gr. de pommes de terre, 10 gr. de beurre, 200 gr. de fruits, pas de pain.

RÉGIME DE HUCHARD

Petit déjeuner. — 6o à 100 gr. de viande, 10 gr. pain grillé, 1 tasse de thé chaud et sans sucre.

A 10 heures, 6o à 100 gr. de viande gril-lée sans jus ni sauce, légumes verts à volonté cuits à l'eau sans beurre ni graisse,

3o gr. de pain grillé, 2 tasses de thé léger chaud.

A 4 heures, 1 tasse de thé chaud sans sucre.

A dîner. — 2 œufs, légumes verts sans beurre, 3o gr. de pain, 2 tasses de thé sans sucre.

LE RÉGIME PYTHAGORICIEN
OU RÉGIME VÉGÉTARIEN

Régime qui consiste dans l'usage libre et absolu de tout ce qui est végétal, frais et tendre, qui n'exige que fort peu ou point de préparation, comme feuilles, racines, semences, fleurs et fruits, et à s'abstenir de tout ce qui est animal, de quelque espèce qu'il puisse être, volatile, quadrupède et poisson. Le lait et le miel entraient dans ce régime, mais les œufs en étaient exclus.

La boisson consistait dans de l'eau pure. Le vin et toute autre liqueur provenant du vin n'y étaient point admis.

Il n'est pas dit pour cela qu'il fallût entièrement se priver de l'usage de la viande. On pouvait, selon les occasions, manger de la chair d'animaux, jeunes, frais et tendres, pourvu qu'on en usât avec modération, et encore devait-ce être des parties musculeuses plutôt que des entrailles.

Ce régime est, comme on le voit, végétarien. Il est excellent : pour la santé si on arrive à le suivre régulièrement, il empêche aussi l'embonpoint excessif.

« On trouve en Allemagne des restaurants où l'on ne sert qu'une nourriture végétale. Les populations rurales, surtout celles du haut pays, ont renoncé à l'usage de la viande ou du moins ne s'en nourrissent qu'à de certains jours de l'année, et rien dans leur constitution physique ne dénote que ce régime leur fasse du mal.

« Ces légumistes ne sont pas seulement anti-carnivores : ils s'abstiennent de toutes les boissons spiritueuses et alcooliques, excitantes pour le système nerveux, telles que eau-de-vie, vin, bière, café, thé.

« Ils *renoncent aussi au tabac*, qui, dans leur idée, donne soif, et par *suite, fait boire énormément.*

« Sans doute la viande, les spiritueux, le café, les épices, le tabac sont devenus une habitude vitale pour la plus grande partie du genre humain. Les hommes, les uns par fausse honte, les autres par un penchant passé à l'état de seconde nature, sont très peu disposés à se passer de toutes ces jouissances ; leur palais est trop émoussé pour trouver du plaisir à la dégustation unique des fruits ; cependant il ne faut pas renoncer à l'espérance de voir les parents ne plus imposer à leurs enfants une nourriture animale répugnante à leur jeune âge ne demandant que du pain et des fruits.

« En revanche, l'air pur est l'élément de prédilection des végétariens, et ils veillent soigneusement à ce que leurs habitations et surtout les chambres où ils couchent en soient imprégnées et baignées.

« Les ablutions quotidiennes à l'eau froide pour adoucir le corps et tonifier l'action de la peau sont également en usage chez eux ; ils font beaucoup de mouvements en plein air [1]. »

1. *La Sobriété, régime pythagoricien*, par le docteur Cocchi.

Ce régime est excellent contre l'obésité. Toute personne qui le suivrait régulièrement durant toute sa vie garderait la sveltesse et la jeunesse.

Cure par la faim et la soif.

MÉTHODE DE SCHROTH [1]

(Ne suivre ce régime, qui est excessivement affaiblissant, qu'après avoir consulté un médecin.)

« Le régime de la cure rigoureuse consiste dans l'usage de petits pains rassis et de bouillies. Il est permis au malade de manger trois à six petits pains blancs ou quelquefois encore plus, mais jamais il ne

1. *Livre d'or de la santé*, par le professeur PLATEN.

doit dépasser son appétit, s'il veut éviter des embarras.

« A midi, on lui donne une bouillie épaisse d'avoine ou de riz, de gruau, d'orge, de millet, etc.

« Le petit pain sec est surtout à recommander, car il a la faculté d'absorber beaucoup de mucus des organes de la digestion.

« C'est pourquoi Schroth recommandait d'en manger après le réveil, dans le lit, lentement, et de cracher les premières bouchées, dans le but d'éliminer en même temps le mucus amassé dans la bouche. Quand le malade aura quitté son lit et se sera rincé la bouche à l'eau tiède, il continuera à manger du pain blanc au déjeuner.

« Au cas où le palais et la langue seraient desséchés, où le malade aurait des difficultés à humecter de salive le pain mâché ou à avaler, on lui permettra, pour faciliter la mastication et la déglutition, de boire un peu de vin avec son pain blanc.

« Ce régime de pain ne nourrit le corps qu'insuffisamment, mais d'un autre côté il ne lui apporte pas de substances nuisibles qui arrêteraient le processus de nettoyage.

« Le petit pain blanc est un excellent moyen d'absorber comme par une éponge les humeurs nuisibles du corps, qui, par suite de la diète de liquide, sont attirées par les organes de la digestion, les mucosités de l'estomac et de l'intestin, et de rejeter les matières morbifiques et maladives sans causer des maux quelconques. Le pain blanc a relativement une haute valeur nutritive, il est facile à digérer. Il faut à peu près deux heures pour sa digestion.

« Ce régime sévère dans la cure de Schroth est de grande importance puisque son but est en première ligne de rétablir une digestion normale. Cette abstention au point de vue culinaire n'offre, il est vrai, point d'agréments pour le moment, mais, plus que tout autre moyen, elle purge les humeurs en empêchant l'ingestion de liquides par la bouche et en faisant boire l'organisme par les pores. »

Moyens de maigrir par les fruits.

Cures en hiver, au printemps, en automne.

Dans la semaine qui précédera les cures de fruits, il faudra se purger 2 ou 3 fois. (Voir page 112.)

Cure par les fraises.

Prendre à jeun des fraises le matin est d'un effet merveilleux pour un amaigrissement rapide.

Cure par les cerises.

Prendre des cerises à jeun produit également d'excellents résultats ; on peut donc au printemps faire ces deux cures l'une après l'autre.

La personne qui désire faire cette cure ne prendra pas le petit déjeuner du matin et prendra à la place une demi-livre de fraises sans sucre ni pain ou une demi-livre de cerises.

Cure par les oranges.

Prendre à jeun le jus d'une orange. Aller progressivement tous les jours en augmentant d'une orange jusqu'à 10 oranges.

Arrivé à ce point, suspendre la cure pendant une dizaine de jours pour recommencer après.

Cure par les raisins.

Prendre une demi-livre de raisin, puis augmenter pour aller jusqu'à une livre et demie.

Durée de la cure : 15 jours à 3 semaines.

Régimes hygiéniques
et médicamenteux pour maigrir.

La douche froide est un mode excellent
pour amener rapidement un grand amaigrissement parce qu'il y a perte de calorique.

Les bains froids sont aussi excellents,
mais il y a nombre de personnes qui n'arrivent pas à les supporter.

Il faut, pour pouvoir arriver à prendre
les bains froids, refroidir le bain progres-

sivement, c'est-à-dire commencer à 34°
pour le terminer à 25° en l'espace d'un
quart d'heure.

Ce bain froid devra, comme la douche
froide, être pris tous les jours et sera suivi
d'une friction sèche au gant de crin. Les
bains de mer sont encore préférables.

Le *massage* est très recommandé pour
diminuer l'embonpoint. Certainement le
massage, fait d'une façon rationnelle et
quotidiennement, donne de bons résultats.
Mais pour qu'il soit vraiment efficace, *il
faut le continuer toujours*, sans quoi la
graisse apparaît de nouveau dès la cessa-
tion.

Le massage doit être pratiqué sans vio-
lence, d'une manière méthodique, sans
provoquer des douleurs. Il devra durer
environ trois quarts d'heure et sera suivi de
mouvements de gymnastique.

L'*électrisation* a donné, ces dernières années, des résultats assez satisfaisants, mais elle est plus ou moins bien tolérée.

Le *sommeil* ne doit pas dépasser 7 à 8 heures tout au plus. Le manque de sommeil amène rapidement de l'amaigrissement.

« On conseillera, dit le docteur Dancel, aux personnes qui ne veulent pas engraisser ou qui désirent perdre de leur trop grand embonpoint, de ne pas rester toujours assises, d'aller et de venir, de se tenir debout de temps en temps, de faire, chaque jour de beau temps, une promenade longue en proportion des forces, sans jamais arriver à une grande fatigue. On leur conseillera encore de ne point habiter *un lieu clos et humide* et de vivre dans une atmosphère plutôt froide que chaude[1]. »

1. *Nouveaux Préceptes pour diminuer l'embonpoint.*

Le massage doit être pratiqué 3 fois par jour et doit durer une demi-heure chaque séance. Il comprend le tapotage, le pincement et le pétrissage.

« On peut dire en général, au sujet de la façon de masser les obèses, que l'effet obtenu est d'autant plus grand que les épaisses masses de graisse ont été plus vigoureusement et plus profondément pétries, pressées et pincées.

« Les douleurs qu'on ressent souvent au début disparaissent d'ordinaire plus ou moins après quelques jours, et ce qui était d'abord un tourment pour les malades devient d'habitude plus tard un plaisir [1]. »

« L'hydrothérapie prend place dans le régime des obèses jeunes et vigoureux.

1. *Traités médicaux*, par le docteur SCHWENINGER.

« L'hydrothérapie froide tend à augmenter les dépenses organiques.

« En effet, le contact de l'eau froide soustrait au corps une certaine quantité de chaleur qu'il faudra réparer en brûlant une quantité plus grande de graisse. En second lieu, lorsque la réaction se produit, le sang afflue à la peau qui devient rouge et chaude. Il se fait par cette voie, sous forme de chaleur rayonnante, une perte de calorique plus considérable encore que la première.

« On conseillera donc aux obèses des bains froids et des douches froides, et l'on cherchera à ce que la réaction consécutive se fasse le plus énergiquement possible.

« On y aidera au besoin par des frictions sèches et par le massage. Les enveloppements froids pourront être aussi utilisés. Les bains d'eau salée et les bains de mer conviendront plus particulièrement aux obèses à tempérament lymphatique.

« Après les bains, les douches, les enveloppements froids, les obèses ne se vêtiront pas trop chaudement de façon à permettre le plus largement possible la perte de chaleur organique par rayonnement.

« Les douches, les ablutions froides, les bains froids de très courte durée seront donnés de préférence après un exercice un peu violent, alors que la sudation commence à se produire[1]. »

Le *bain de vapeur ou sudation* ne fait perdre que momentanément du poids. « Pendant quelque temps, les bains d'air sec connus sous le nom de bains turco-romains ou Hammam ont joui d'une grande faveur. Les malades, en effet, pesés avant et après les séances d'étuve sèche, étaient

1. *Hygiène de l'Obèse*, par le docteur MATHIEU.

heureux de constater que dans une heure ils perdaient sans trop de souffrance de 1 à 2 kilogrammes. Malheureusement, ce résultat ne se maintient pas, et entre deux bains le poids remonte presque jusqu'à son chiffre initial. (Docteur MATHIEU.)

Médication iodée.

L'iode et les iodures provoquent de
l'amaigrissement. (Prendre l'avis du médecin.)

Il faut prendre l'iode d'une façon rationnelle, car cette médication peut donner
des troubles sérieux du côté de l'estomac.
L'iode et les iodures provoquent aussi
chez certaines personnes des larmoie-
ments et des rhumes de cerveau ; il faut
alors suspendre cette médication. L'iode
et les iodures donnent également parfois

des boutons et même de la furonculose ; il faut aussi dans ce cas cesser la médication.

L'iode peut être administré de la façon suivante dans une cure d'amaigrissement :

Prendre, à chaque repas, 10 gouttes de peptone iodé ou 1 à 10 grammes d'iodure de potassium.

Le professeur Bouchard prescrit les sels de chaux.

La *liqueur de potasse* est très efficace.

Le bicarbonate de soude est employé avec succès.

Le *fucus vesiculosus*, connu des anciens sous le nom de chêne-marin, est du varech vésiculeux. On peut s'en servir avec un certain succès pour diminuer l'embonpoint, soit en décoction (10 à 20 grammes p. 1.000), par jour, pris pendant les repas, ou en pilules sous forme d'extrait alcoolique, de o gr. o5 à o gr. 20. Un mélange qui est excellent est celui du bicarbonate de soude et du carbonate de chaux.

La *thyroïdine*. — Médication bonne mais très dangereuse, qui peut amener des troubles excessivement graves du côté de la circulation. Si l'on prend cette médication, il faudra que le médecin qui l'aura prescrite surveille le cœur.

Van Helmont ordonne pendant un mois de la *décoction de racine de kina et de gaïac*.

Galien ordonne des infusions de persil, ou de gentiane, ou de petite centaurée, ou de guimauve.

Regneller ordonne des frictions stomacales matin et soir, durant 5 minutes, avec un mélange d'éther et de laudanum à parties égales. Le soir, après les frictions, application sur la partie frictionnée d'un cataplasme.

« Nous avons obtenu, dit le docteur Bertrand[1], des effets excellents sur les 4/5 de nos malades par la prescription de *tannates chimiquement purs* à prendre dans de l'eau sucrée ou macérés dans du vin blanc. »

« Nous y avons joint, selon les cas, l'emploi du *polytric*, du *polypode* de chêne, de la *seconde écorce de sureau* et du *bouleau*, des *bourgeons de chêne*, du *chlorure de sodium*, complément nécessaire de nos moyens d'action. Le polytric, le polypode, les bourgeons de chêne contiennent un principe tannique très actif qui les rend très reconstituants. Notre méthode repose sur le principe de tonification des tissus[2]. »

1. Docteur BERTRAND, *De l'embonpoint.*
2. *De l'embonpoint et de l'obésité*, par le docteur BERTRAND.

Pilules anti-obésiques du docteur Monin.

Sulfate de sodium . . .	o gr. 5o
Bicarbonate.	} ââ o gr. 20
Chlorure	
Sulfate de potassium . .	} ââ o gr. 5o
Carbonate de calcium. .	
Carbonate de magnésium.	o gr. 20
Carbonate de lithium. .	o gr. 75
Extrait de cascara. . .	} ââ 3 grammes.
Racine de réglisse. . .	
— de guimauve. .	

Pour 100 pilules argentées (4 à 8 par jour).

Les docteurs Oulmont et Ramond préconisent les pilules de bile de bœuf.

Le *vinaigre* donne certainement des résultats d'amaigrissement, mais il amène des troubles très graves du côté de l'estomac. Nous le déconseillons énergiquement.

« Aujourd'hui, dit Dancel[1], il y a des personnes qui, pour se faire maigrir, ne crai-

1. DANCEL, *Nouveaux Préceptes pour diminuer l'embonpoint.*

gnent pas de boire chaque jour une certaine quantité de vinaigre plus ou moins
fort.

« J'ai vu une dame à laquelle un pharma-
cien a fait prendre chaque matin, pour le
même but, la valeur d'un verre à vin de
bordeaux, de suc de citron avec trois ou
quatre gouttes de teinture d'iode.

« Au bout de quinze jours de ce traitement, elle éprouva des douleurs atroces
d'estomac qu'elle conserva pendant un an.
Dans cet espace de temps elle maigrit considérablement. Ce ne fut que lors du réta-
blissement de sa santé qu'elle commença à
reprendre de l'embonpoint, qui s'est accru
depuis et pour lequel elle a été obligée de
venir réclamer mes soins. Mais toutes les
personnes qui ont ainsi maigri au moyen
des acides n'ont pas l'avantage de recouvrer la santé. J'en ai connu qui sont restées

maigres, flétries et vieilles avant le temps,
avec ce qu'on appelle un estomac délabré.
Les acides, pour occasionner ces phéno-
mènes, ont détruit, brûlé les houppes mu-
queuses des vaisseaux absorbants du canal
digestif, de sorte que l'absorption des sucs
nourriciers n'a plus lieu qu'en quantité
insuffisante pour nourrir le corps qui dé-
périt. »

Purgatifs qui agissent d'une façon certaine
pour diminuer l'embonpoint.

L'usage répété de purgations peut amener des troubles sérieux du côté des intestins, troubles parfois mortels. L'entérite chronique vient très souvent à la suite de pareil traitement ; en outre les purgatifs pris souvent à des intervalles rapprochés affaiblissent énormément. Il faut donc agir avec prudence, et prendre l'avis d'un médecin.

« Nous devons, dit le docteur Bertrand, purger, dégager graduellement les organes obstrués sans irriter, donner de l'énergie à l'appareil digestif et sans fatiguer, éliminer le principe adipeux qui est notre principal objectif.

Les meilleurs purgatifs pour combattre l'obésité sont :

La scamonée. — Prise à dose ordinaire le matin à jeun, la scamonée ne fatigue pas l'estomac.

On peut la prendre sous forme de cachet, de teinture ou de pilules.

L'eau-de-vie allemande.

Eau de Villacabras. — Prendre un verre d'eau, une ou deux fois par semaine, à jeun.

Sulfate de soude ou sulfate de magnésie. — Purgation indiquée pour les personnes qui ont un embonpoint excessif de la région abdominale ou qui ont le foie gros.

Deux jours de suite par semaine.

Eau de Hunyadi Janos. — Prendre un verre à bordeaux tous les deux matins, pendant 15 jours.

Eau de Carabaña. — Prendre un verre à bordeaux tous les deux matins, pendant 15 jours.

L'aloès en poudre. — 1 cachet de 0 gr. 20 à 0 gr. 50. Prendre un cachet toutes les semaines.

Le calomel en poudre. — 1 cachet de 0 gr. 05 à 0 gr. 25. Le jour de la purgation, s'abstenir d'aliment salé. Prendre un cachet toutes les semaines.

Pour faire diminuer les seins trop développés.

Appliquer des compresses de la composition suivante :

Silice, 47 parties. — Carbonate de chaux, 5 à 7 parties. — Carbonate de magnésie, 6 à 3 parties. — Albumine, 19 parties. — Oxyde de fer, 3 parties. — Perte de substance dans l'analyse, 19 parties. — Total, 100 parties.

Des applications d'eau chaude donnent de bons résultats.

La compression à l'aide de soutien-gorge ou de bandes de toiles agit merveilleusement, en comprimant les seins ; elle les empêche de prendre un trop grand développement.

Des frictions sèches faites régulièrement le matin après les ablutions sont aussi d'un bon effet.

Des enveloppements de ouate font diminuer rapidement les seins, mais ils ont le grand inconvénient de distendre les ligaments, autrement dit, de faire tomber les seins en les rendant flasques.

Des applications de pommade iodée sont excellentes pour la diminution des seins ; nous la recommandons particulièrement.

« Certains dépôts locaux de graisse fort gênants pour le sexe féminin (hanches, menton, etc.), sont susceptibles de disparaître par des applications locales prolongées.

« Voici l'une de mes formules favorites :
appliquer la nuit sur le point engorgé des
compresses de tarlatane imbibée avec :
eau tiède, 200 gr. ; eau de Cologne, 200 gr. ;
chlorure d'ammonium, 20 gr. ; iodure de
potassium, 10 gr. [1]. »

1. *Hygiène de la Beauté*, par le docteur MONIN.

Pour faire disparaître le double menton.

Le double menton, si disgracieux chez tout être jeune, peut disparaître promptement, par la pommade iodée.

Cette pommade devra être appliquée matin et soir, en frictionnant doucement mais profondément les chairs. Elle devra le matin rester environ 1 heure avant de faire la toilette du visage, afin qu'elle soit bien absorbée, et le soir on la laissera toute la nuit.

Le menton devra toujours être lavé à l'eau savonneuse bien chaude ; un massage de 4 à 5 minutes devra être fait après chaque lavage.

Pour faire diminuer le ventre.

Tous les matins, mouvements de gymnastique, puis après ces mouvements faits durant 10 minutes, massage et frictions sèches.

Application, avant de se mettre au lit, en frictionnant profondément, de pommade iodée.

Ceinture abdominale, nuit et jour, pour les hommes.

Pour les femmes, corset très serré le jour, et la ceinture élastique la nuit.

En règle générale, il ne faudra jamais

laisser un ventre fort sans être comprimé, sans quoi son développement deviendra de jour en jour plus grand.

Surveiller aussi les intestins, c'est-à-dire aller régulièrement à la garde-robe, prendre des purgatifs légers si la constipation est trop opiniâtre, afin d'éviter des ballonnements fâcheux du ventre.

Pour faire diminuer les bras, les jambes, les cuisses, la région du bassin.

Frictions sèches matin et soir au gant de crin, pendant une durée d'un quart d'heure au moins.

Ablutions froides tous les matins.

Massage tous les jours.

Régime alimentaire.

Culture physique. (Voir nos tableaux.)

Régimes d'amaigrissement par cures thermales.

LES PRINCIPALES VILLES D'EAU

En France · En Allemagne · En Bohême

— · — · —

Brides · Niederbronn · Marienbad
Vichy · Kreuznach · Karlsbad

—

En Suisse

—

Tarasp

Dans les cures d'amaigrissement, les eaux minérales sont données de trois façons : en boisson, en bains et en douches.

A part la boisson, les bains et l'hydrothérapie, pour diminuer l'embonpoint *il y
a un traitement* très important qui consiste en massages, pétrissages, en régimes
alimentaires et en exercices corporels.

Le médecin de la localité où l'on fait
une cure doit être toujours consulté, sans
quoi le malade s'expose à des accidents
fort dangereux et même parfois mortels.

« La cure de l'obésité, dit le docteur Delfan [1], se fait tout particulièrement auprès
des eaux de Marienbad (bicarbonatées,
sulfatées, chlorurées), de Kissingen (chlorurées), et en France auprès des eaux de
Brides (calciques, sulfatées, chlorurées) ;
beaucoup d'obèses se rendent aussi à Châ-
tel-Guyon (chlorurées sodo-magnésiennes,
calciques, sulfatées) ; à Vichy (alcalines) ; à
Barbazan (calciques).

1. *Les Cures thermales*, par le docteur G. DELFAN.

« Auprès des stations où s'est affirmée cette spécialité, la cure comprend l'usage des eaux en boisson, en bains, en douches, les bains de vapeur, les bains de boue, l'exercice, le régime alimentaire. La combinaison de ces moyens donne de très bons résultats. »

Dans les stations d'outre-Rhin on obtient des amaigrissements rapides au moyen de procédés assez violents. On ajoute généralement aux eaux minérales des eaux concentrées, des sels, des pilules purgatives, de façon à obtenir chaque jour cinq à six selles supplémentaires. On y joint des sudations forcées. L'alimentation étant très peu variée, devient fatalement restreinte.

Comme l'a fait remarquer Caulet, les malades, au sortir de ces cures, semblent relever d'une maladie aiguë.

Le résultat immédiat est évidemment une perte de poids considérable, mais elle n'est pas durable, parce que le malade une fois chez lui, désirant recouvrer les forces qu'il a perdues, cessant le régime, retrouve — et au delà — son poids de départ.

A *Brides* il n'en est pas de même, le traitement est loin d'être aussi rigoureux. La purgation produisant une ou deux selles est considérée par moi comme suffisante. Le fer contenu dans les eaux les rend reconstituantes et empêche de se produire l'anémie qui résulte quelquefois de l'usage prolongé des purgatifs salins.

Les sudations ne sont données qu'aux personnes qui marchent difficilement; les autres les obtiennent naturellement par les promenades.

Les malades mangent à leur appétit et choisissent leurs aliments; ils ne boivent qu'aux repas autant que possible.

Ma conviction appuyée sur une expérience de vingt années, est que *le liquide joue un grand rôle dans la production de l'obésité.*

Cette dernière est souvent occasionnée, en dehors de toute hérédité, par la polypepsie chez des sujets qui n'ont pas de sucre dans les urines.

Il est nécessaire de chercher à rationner les boissons : c'est là un des points les plus difficiles du traitement, car le polysarcique est presque toujours altéré par suite de la sudation qui se produit chez lui sous l'influence du moindre effort.

Il faut agir avec prudence chez les obèses arthritiques et goutteux pour éviter les accidents du côté des voies urinaires.

L'exercice à pied doit être progressif, car si au début les promenades sont trop longues, elles occasionnent une fatigue qui met dans l’impossibilité de les continuer.

Les grandes courses de montagne sont des distractions fort utiles, mais elles n’ont pas sur l’amaigrissement l’influence qu’on leur suppose ; la soif vive qu’elles excitent, occasionne une absorption anormale de liquides se traduisant par une augmentation de poids ; il est vrai que cette dernière n’est pas durable, mais c’est un retard dans la cure.

En résumé, les amaigrissements trop rapides offrent des inconvénients au point de vue de l’économie en général ; il est préférable qu’ils *soient lents, progressifs et continus*.

Il ne faut pas trop exiger des malades, car si les prescriptions qu’ils veulent bien suivre pendant leur cure sont trop difficiles à continuer chez eux, il les abandonnent, et l'obésité se reproduit. (Dr PHILBERT.)

Brides (le Karlsbad français), situé dans le département de la Savoie, à 600 mètres d'altitude.

Effets physiologiques. — Le fond du traitement de Brides, c'est la *boisson* de l'eau thermale prise à jeun, un quart d'heure à une heure avant les repas, et cela une, deux ou trois fois par jour. A petites doses — une, deux, trois verrées de 200 grammes par jour — elle excite l'appétit, active la digestion, étant ainsi eupeptique au premier chef.

A plus fortes doses — 800 à 2.000 grammes — elle est laxative, purgative même, fortement diurétique, augmentant le taux de l'urée et excitant la sécrétion biliaire.

En peu de jours, les selles, devenues plus fréquentes, prennent la coloration vert bouteille, puis jaune, caractéristique des selles bilieuses. Les sécrétions gastriques et intestinales sont augmentées, et ainsi le processus digestif étant excité, la nutrition générale est améliorée et les combustions organiques poussées plus à fond. Sous l'effet laxatif et diurétique, les viscères abdominaux et ceux du petit bassin sont fortement décongestionnés, d'où résulte la régularisation de la circulation générale, avec abaissement de la tension artérielle chez les hypertendus, ou, au contraire, relèvement de cette tension chez les hypotendus. (Professeur LANDOUZY.)

TRAITEMENT. — Le traitement par les eaux de *Brides* comporte leur absorption en boisson et leur application sous toutes les formes hydrothérapiques : *bains, piscines, douches.*

Cure de boisson.
Irrigations intestinales.
Massage.
Bains de vapeurs et de lumière électrique.
Douches, bains.
Cure de terrain. Diététique.

Vichy. — Petite ville du département de l'Allier. Station thermale très courue.

« Les malades qui sont soumis à l'usage longtemps continué des eaux de Vichy et à une dose un peu élevée, perdent de leur embonpoint et cet effet est très remarquable chez ceux qui arrivent à Vichy avec une grande obésité.

« Le ventre diminue particulièrement de volume et malgré cette perte d'embonpoint les fonctions restent parfaites ; communément même, leur santé générale s'améliore d'une manière très sensible, en même temps que leur respiration, que gênait l'excès d'obésité, devient plus libre ; ils prennent des forces et ils retrouvent plus ou moins l'agilité qu'ils avaient perdue.

« J'ai eu soin de faire peser un certain nombre d'individus avant et après la cure, et presque toujours j'ai pu constater une différence assez sensible qui va, pendant une cure un peu prolongée, de 4 à 8 kilogrammes[1]. »

A l'extérieur, en bains, l'eau de Vichy produit par son alcalinité une sorte de décapage de la peau, en débarrassant l'épiderme de toutes les matières grasses qui s'y déposent, obstruent les glandes qui produisent la sueur et empêchent la respiration de la peau. A cette première action, presque mécanique, se joint l'excitation produite sur la peau par les éléments minéraux de l'eau et le gaz qui y est dissous.

1. Docteur PETIT dans *l'Union médicale*.

Comme résultat de cette double action, on constate une impulsion plus vive donnée à la circulation sous-cutanée et à la vie de la peau, dont on connaît l'importance pour la santé générale.

A l'intérieur, prise en boisson, l'eau de Vichy a pour principal résultat le nettoyage des premières voies et de tout le trajet gastro-intestinal, analogue au décapage extérieur produit par les bains. Le bicarbonate de soude entraîne, en les délayant comme un savon, toutes les impuretés grasses qui salissent la muqueuse intérieure et obstruent l'orifice des innombrables petits organes chargés, les uns, de sécréter les sucs de l'estomac et de l'intestin, les autres, d'absorber les produits élaborés de la digestion. La muqueuse, ainsi débarrassée, prend sur tout son parcours une vie plus intense, encore accrue par l'excitation propre des éléments minéraux de l'eau de Vichy. Cette suractivité se manifeste surtout dans l'estomac par une production plus abondante de suc gastrique et dans l'intestin par une absorption plus considérable des produits élaborés de la digestion et un accroissement notable de la nutrition et de l'assimilation.

Tel est le premier bénéfice de l'absorption de l'eau de Vichy : une activité plus grande de la vie organique (de la digestion et de la circulation, principalement), une sensation de *remontement général*, un bien-être, une résistance à la fatigue que les malades sont les premiers à reconnaître dès le début du traitement.

Mais, à cette première action superficielle viennent s'ajouter les effets de l'absorption des éléments minéraux de l'eau, dont l'économie s'imprègne si complètement que tous les liquides et toutes les sécrétions, le sang, la bile, la sueur, les urines donnent, au bout de quelques jours, une réaction manifestement alcaline.

En résumé, si nous nous sommes bien fait comprendre, les eaux de Vichy agissent moins comme des médicaments que comme des reconstituants chargés de rendre à l'économie l'alcalescence nécessaire au bon fonctionnement de la vie organique ; leur action est durable, parce qu'elles ne guérissent pas seulement les symptômes du mal, mais les causes, c'est-à-dire le vice de nutrition qui lui donnait naissance. Elles rétablissent le cours normal de la digestion et de la nutrition en stimulant le foie dont l'activité fonctionnelle est devenue insuffisante, et cela explique leur succès dans des cas opposés et pour ainsi dire contradictoires. Telle source, par exemple, *qui guérit l'obésité, réussit, avec un égal succès, à combattre la maigreur et l'anémie ; pour l'expliquer, il suffit de remarquer que ces deux affections dépendent chacune d'un vice de la nutrition en sens opposé, que l'eau de Vichy fait également cesser en restituant à la nutrition sa marche normale.*

Niederbronn. — Station thermale située dans les Vosges septentrionales, à l'altitude de 200 mètres. Eau ferrugineuse saline. Cure d'air.

Niederbronn est considéré par la Faculté pour sa source thermale ferrugineuse et saline. L'eau a un goût analogue à celle de Wiesbaden et une température de 18° C. ; elle se prend en bains, et se boit le matin à jeun.

La proximité des montagnes, les épaisses forêts, les bons chemins à pente douce et ombragés, l'air salutaire et fortifiant qu'on respire sont très appréciés par les personnes souffrantes.

L'eau de Niederbronn est administrée en boisson, en bains et en douches. Son emploi peut être modifié de manière à produire soit un effet purgatif, soit un effet tonique ; elle est employée avec succès dans l'obésité.

Kreuznach. — Petite localité d'Allemagne, réputée pour ses eaux minérales qui renferment une nouvelle substance curative merveilleuse appelée le *radium*. C'est la seule ville d'eaux d'Allemagne qui retire des sels de radium de ses propres sources.

Les genres de maladies que l'on vient traiter à Kreuznach ont toujours été nombreux et correspondent à la variété des remèdes qu'offrent les sources. Pour le traitement de l'obésité, les eaux de Kreuznach sont très efficaces.

On les prend en bains, bains de boue, en douches et en boisson.

CURE ET TRAITEMENT

La ville de Kreuznach offre aux malades qui viennent y chercher leur guérison :

Les *sources salées* qui sont prescrites pour les bains, par les médecins, avec addition des eaux-mères de Kreuznach obtenues dans les salines municipales ; ces eaux de sources salines sont employées également pour les cures intérieures.

Les *sels de radium* de Kreuznach tirés des sources, lesquels sont employés pour les *bains de radium*, les *cures intérieures de radium*.

Les *différents bains médicinaux*, tels que bains romains et irlandais, bains russes, douches, bains d'électricité de toutes sortes, bains de boue, bains d'acide carbonique.

Un *Institut Zander* avec cabines de Roentgen. Cures de plein air. Bains d'air et de soleil situés dans la vallée des salines.

Karlsbad. — Ville de Bohême, située dans une des plus belles vallées de l'Autriche-Hongrie, renommée par sa station thermale très à la mode. Les eaux sont excellentes pour l'amaigrissement.

La lutte contre l'obésité a trouvé de tout temps à Karlsbad un abri de choix.

Tandis que jusqu'à présent on était habitué à attribuer le succès des cures d'amaigrissement presque exclusivement à l'action dérivative des eaux et sels de Karlsbad favorisant la dénutrition, on a, au contraire, appris à apprécier un nouvel aspect de la force oxydante conditionnelle de l'eau, laquelle pourrait commander l'effet dégraisseur des cures.

Rétrospectivement, la supposition est dirigée sur la collaboration silencieuse d'influence d'un tel ordre favorisant la diminution de poids du corps, diminution qui survient souvent durant ou après les cures, aussi lorsqu'on veut éviter une perte de poids, ou même lorsqu'on voulait déterminer un apport de graisse de remplacement. On ne peut nier que quelquefois, dans ces conditions, bien des difficultés apparaissent que le non-initié peut prendre pour des dangers, alors que, dans d'autres cas d'obésité, tous les efforts demeurent vains. Quant aux variations propres du poids du corps, le fait, si souvent mis en doute, que la réputation de l'action ultérieure, tardive, des cures, ne serait pas seulement une illusion pure et une simple consolation, semble se confirmer.

Les thermes de Karlsbad sont des sources minérales alcalino-salines, où dominent le sulfocarbonate de soude, le carbonate de soude et le chlorite de soude ; leur teneur en hydrocarbonate de lithium est relativement importante.

Les 16 sources thermales en usage pour les cures de boisson diffèrent de température de 36° à 59°,5 R. (de 45° à 73°,70 C. ou de 102°,2 à 163°,6 Fahrenheit).

La plus abondante est la source primitive, le Sprudel, qui jaillit à raison de plus de 200 litres d'eau à la minute.

C'est au médecin, seul compétent en la matière, qu'il faut laisser, dans chaque cas, le soin de fixer de quelle source et dans quelle mesure on doit boire de l'eau de Karlsbad.

Ordinairement, on ordonne entre deux verres une pause de 15 à 20 minutes, qu'on passe à se promener, ce qui — grâce aux promenoirs couverts — est possible même par le mauvais temps.

La cure de Karlsbad comprend la boisson et les bains ; elle doit durer de 4 à 5 semaines pour être efficace.

Dans les établissements de bains de la Ville on peut prendre les genres de bains suivants :

Bains de Sprudel ; bains entiers de boue ; bains partiels de boue ; compresses de boue ; empaquetages de fango (fango de Monfalcone) ; bains de Sprudel à l'acide carbonique ; bains d'eau douce à l'acide carbonique ; cures hydrothérapiques avec toutes les sortes de douches et d'après les plus nouveaux systèmes.

Bains de vapeur en appareil fermé ; bains de vapeur (système docteur Berthé) ; bains électriques d'eau ; bains électriques de lumière ; bains électriques à quatre éléments (système docteur Schnee) ; bains électriques d'air chaud (système docteur Tynauer).

Les exercices de mécanothérapie se font dans l'Institut médico-mécanique du Kaiserbad.

De plus, sur la rivière Eger, il existe un bain de rivière avec école de natation et installations pour bains d'air et de soleil.

Karlsbad possède cinq grands établissements de bains municipaux.

Marienbad. — Ville de Bohême réputée à juste titre pour les cures d'amaigrissement.

Située à une altitude de 628 mètres, dans une vallée exposée au midi, la ville de Marienbad est entourée de montagnes boisées qui l'abritent contre les vents du nord, de l'est et de l'ouest.

Ces montagnes, couvertes de forêts de pins et d'une riche végétation subalpine, font de la vallée de Marienbad un lieu privilégié, non seulement par son climat doux et constant, mais surtout par la pureté de l'air que l'on y respire. En effet, l'atmosphère qui ne peut être viciée par la fumée, la poussière ou par d'autres émanations malsaines, toutes les usines et exploitations industrielles étant bannies de la ville, est, grâce à la puissante végétation environnante, d'une grande richesse en ozone et comme embaumée par les effluves résineux et aromatiques de la montagne.

Marienbad possède divers groupes de sources. Mais celles qui sont particulièrement recommandées pour l'amaigrissement sont les sources froides « de la Croix » et « de Ferdinand ».

Des bains de boue sont très efficaces dans le traitement de l'obésité. L'amaigrissement vient assez rapidement sans amener de troubles, lorsque la cure est bien suivie de 4 à 5 semaines.

Cette cure consiste : 1° en régime alimentaire ; 2° en hygiène générale ; 3° dans l'exercice dans la montagne ; 4° dans l'ingestion méthodique d'une certaine quan-

lité d'eau de Marienbad ; 5° en médication
iodée.

CURE DE MARIENBAD CHEZ SOI

Avant de commencer la cure de Marienbad ou après qu'on l'a fini.

Son emploi se recommande de même
à des cures à domicile pour des malades
auxquels une cure à Marienbad n'est pas
possible.

Nous conseillons aux personnes qui font
annuellement leur cure pendant l'été à
Marienbad de faire chez elles une cure à
domicile de plusieurs semaines, une ou
plusieurs fois dans l'année pendant la saison défavorable, pour ainsi conserver les
résultats obtenus ou de les améliorer encore.

Il est à recommander de s'affranchir,
pendant la période de la cure, le plus pos-

sible, du joug des devoirs de son état pour détendre l'esprit et laisser reposer le corps.

La division des temps du jour se fait avantageusement selon la saison ; tandis que pendant la belle saison la cure devrait se faire le matin à la première heure, on fera bien de boire cette eau plus tard en hiver.

En buvant les eaux de la source « de la Croix », on en prend le matin aussitôt le lever et en général à jeun 2 à 3 verres de 250 gr. (1/4 de litre), lentement, par petites gorgées, à des intervalles de 25 minutes chaque fois entre 2 verres. Ces intervalles sont remplis au mieux par une promenade aisée en plein air.

Le premier déjeuner ne sera pris qu'une heure après le dernier verre.

Dans certains cas, surtout chez des personnes sensibles, ou quand un effet très laxatif n'est pas désiré, il est recommandé de boire chaud, surtout le premier verre.

Ce chauffage se fait le mieux possible de manière que l'eau transvasée avec précaution soit et sans provoquer une formation considérable de gaz, dans un verre mince ou dans un gobelet ; ce dernier est placé dans un vase contenant de l'eau chaude (environ 40° R. ou 50° C.) jusqu'à ce que l'eau minérale soit portée à une température de 20° à 24° R. (25° à 30° C.). Dans le cas où on désire avoir moins d'acide carbonique, il faut agiter l'eau minérale en la chauffant. La bouteille même ne doit être chauffée ni secouée.

La diète pendant la cure en buvant l'eau minérale à domicile se fera selon les besoins de chaque cas respectif. La plupart des médecins de Marienbad condamnent un régime trop régulier (selon les règles diététiques). Voici les mets qu'on défendait absolument autrefois : graisses, nourriture aigre ou formant des aigreurs, viandes salées (sauf le jambon), saucisses, poissons indigestes, mets trop épicés, fromage, fruits crus, etc. D'après la gravité du cas dont il s'agit, on peut néanmoins admettre quelques-uns de ces aliments en des quantités modérées ; mais en aucun cas la cure de Marienbad ne doit avoir le caractère d'une diète absolue et on ne doit pas accepter un régime diminuant l'appétit. Par contre, les personnes habituées à une vie de débauche et à des repas copieux doivent se borner sagement en choisissant une nourriture convenable : pas trop de viandes, de végétaux ou de graisses.

Le séjour en plein air, des marches modérées, peu fumer, éviter les surmenages tant mentaux que corporels, les travaux trop excitants et mener une vie bien réglée, sont des circonstances qui favorisent la cure.

La durée d'une cure en buvant l'eau de source à domicile doit aller de 4 à 6 semaines, mais pour des cures répétées ainsi que pour les cures préparatoires et celles après la cure, 3 semaines suffisent.

Pour remplacer la cure de Marienbad, il suffit de prendre 2 à 3 cartons de sel de Marienbad pour remplacer une cure de quatre semaines.

Mode d'emploi : une ou deux doses (d'après l'ordonnance) tous les matins à jeun dans un verre d'eau.

Les règles générales sur le régime à suivre pendant l'usage du sel naturel de Marienbad.

En général, pendant l'usage du sel, doit

être appliqué le même régime que pendant l'emploi des sources elles-mêmes ; il doit être modéré, mais suffisant ; point excitable, mais nourrisant, par exemple :

Pour le premier repas : le thé, le café au lait, mais pas trop gras ; la viande froide ou chaude, le pain blanc.

Pour le déjeuner : la soupe pas grasse, toutes sortes de rôtis (excepté la viande du porc), toutes sortes de légumes, les poissons des fleuves et de la mer (excepté le saumon) ; les huîtres, les crevettes, pas le homard. Les plats sucrés sont exceptionnellement permis ainsi que les œufs à la coque.

Boissons : les vins légers, un peu de bière, ou l'eau.

Le dîner comme le déjeuner : tous les deux en quantité suffisante, pour se bien nourrir, mais pas trop copieusement. Il est recommandable de manger plus à midi, moins le soir. Pour les obèses, le régime doit être limité aux viandes et légumes.

Le sel naturel de Marienbad doit être employé toujours en solution dans l'eau ou dans les eaux gazeuses. Si la solution devient un peu trouble, comme il arrive avec de l'eau de fontaine, cela ne nuit point à l'effet du sel. Toutes les indications que nous donnons ici sont des règles générales ; dans chaque cas morbide il faut consulter son médecin, parce que chaque maladie exige une autre manière d'employer le sel minéral et un régime convenable.

Tarasp. — Petite ville de l'Engadine située merveilleusement à 1.200 mètres d'altitude.

Station climatérique de tout premier ordre très recommandée pour des cures d'amaigrissement, l'obésité et les troubles qui l'accompagnent et la suivent.

A Tarasp on trouve réuni plusieurs eaux avec vertu médicale, ainsi que des remèdes dans la nature même.

LA DIÈTE DE LA CURE

Bien qu'il ne soit pas possible, étant donnée la grande variété de maladies pour lesquelles on vient chercher à Tarasp sinon la guérison, du moins un soulagement, de prescrire des *règles uniformes* pour la diète à suivre pendant la cure, l'expérience a cependant démontré que, si l'on veut diriger normalement sa cure, il importe de faire un choix judicieux des aliments et des boissons. Des fautes grossières commises à cet endroit peuvent entraîner les plus déplorables conséquences.

L'essentiel ici consiste non seulement à éviter certains mets, mais encore surtout à n'user de *ce qui est permis* que modérément, à intervalles réguliers, en prenant l'exercice nécessaire et en s'abstenant de manger entre les repas.

Tarasp a d'ailleurs ceci de particulier, que l'on emploie pour des groupes de maladies opposées des sources absolument semblables. Ainsi, parmi les personnes qui viennent faire la cure, il s'en trouve de *fortement constituées qui cherchent à se débarrasser d'un excès de pléthore* (de graisse), tandis qu'à l'inverse, d'autres, amaigries et anémiées par des troubles digestifs, s'efforcent à revenir à leur poids normal. Il se présente également des cas plus graves encore de diabète, de cancer d'estomac, d'affections hépatiques, de goutte, etc. Il est évident dès lors qu'en présence de conditions de santé si différentes, il est nécessaire de régler et de graduer le mode d'alimentation des individus suivant chaque cas particulier, et qu'une même table ne peut convenir à tous. Si la table d'hôte ordinaire peut, moyennant quelques modifications apportées à certains plats, être prise par un grand nombre, on rencontre toutefois souvent des cas graves où seul un régime tout spécial et soigneusement adapté à la cure aura une action sûre et efficace, surtout lorsqu'il s'agit de certaines maladies : diabète sucré, diverses affections de l'estomac, etc., dont on ne peut attendre d'heureux effets qu'en observant à la lettre la diète prescrite.

Faute de se conformer à ces préceptes

élémentaires d'hygiène, on s'expose à des mécomptes et à des insuccès, et l'on attribue à un *défaut de diète dans la station médicale* ce qui n'est que le résultat de l'imprudence. On ferait par conséquent mieux de s'entourer, dès le commencement de la cure, des conseils d'un médecin sur le régime à suivre, attendu qu'il n'est guère possible, surtout pour des maladies spéciales, de déterminer d'avance des règles applicables à tous les cas.

> **Ce qu'il faut faire après avoir lu ce livre pour arriver à réduire un embonpoint excessif.**

Il faut tout d'abord suivre strictement un des régimes alimentaires mentionnés. Tous ces régimes sont excellents, ayant été étudiés d'une façon très approfondie par des spécialistes; ils donnent d'heureux résultats.

Mais pour choisir un régime, il ne faut pas le faire à la légère.

Tel régime qui est excellent pour telle

personne, est moins bon pour une autre et quelquefois même nuisible.

Donc pour choisir un régime, il faudra préalablement consulter son médecin. Une fois cette consultation faite, le régime devra être suivi d’une façon ponctuelle. Pour arriver à ce résultat, ce qui semble tout simple au préalable, mais qui, en réalité, est très difficile, il faut certainement une grande force de caractère.

Les premiers temps, cela semble ennuyeux et fort désagréable de se soumettre à tel règlement, car cela désorganise et change tout un genre de vie ; mais il est évident que pour arriver à un résultat sérieux, il faut absolument modifier certaines habitudes : dans la nourriture, dans l’hygiène, dans les exercices corporels et dans la paresse, si chère à tant de gens !

EN RÉSUMÉ, POUR COMBATTRE L'EXCÈS D'EMBONPOINT, IL FAUT :

Se lever de bonne heure, 6 heures en été, **7** heures en hiver.

Prendre une douche en pluie d'eau froide durant 5 à **7** minutes.

Se laver au savon avec une brosse ferme, tout le corps ; puis, lorsque la peau est bien rouge et suffisamment savonnée, reprendre une douche nouvelle pour enlever le savon. Cette douche ne doit durer que quelques secondes.

Après s'être essuyé bien minutieusement, frictions sèches énergiques et prolongées au gant de crin.

Une fois la chemise passée en hiver et le corps nu en été, mouvements de gymnastique. (Voir les tableaux à la fin du livre.)

Se promener une heure ou deux (marche rapide).

Cette promenade devra être faite à jeun pour être efficace.

Manger peu à déjeuner et à dîner. Ne prendre ni petit déjeuner ni goûter.

Manger lentement et boire peu.

S'abstenir des aliments mentionnés au tableau.

Ne pas dormir ni s'étendre après les repas, mais au contraire prendre de l'exercice.

Ne pas rester à la maison dans des vêtements trop amples (robes de chambre portées sans corset).

Avoir le ventre et les seins toujours maintenus dans un corset suffisamment serré.

Ne pas s'habituer à rester longtemps assis.

Ne pas s'habituer à rester dans une pièce surchauffée.

Porter, hiver comme été, des vêtements plutôt légers.

Éviter les veilles prolongées.

Se coucher de bonne heure et se lever tôt, afin de n'avoir comme sommeil que sept à huit heures tout au plus.

Se peser régulièrement toutes les semaines afin de connaître la diminution de poids ou l'augmentation.

S'il y a augmentation de poids, suivre le régime alimentaire plus strictement, faire les exercices de gymnastique plus longuement, ainsi que les courses à pied.

Prendre une purgation toutes les semaines.

LES EXERCICES QU'IL FAUT FAIRE POUR MAIGRIR

Tout exercice, pour être salutaire, devra être pris au grand air.

La *marche* rapide à jeun obtient d'excellents résultats.

L'*escrime*, le *canotage*, la *bicyclette*. Ce dernier sport est particulièrement recommandé.

La gymnastique rationnelle, la natation, la danse, la boxe, l'équitation, les ascensions de montagne.

L'exercice musculaire est le complément essentiel d'une cure d'amaigrissement.

TABLE DES MATIÈRES